Leitfaden zur beruflichen Wiedereingliederung und Berentung des Koronarkranken

Hermann Weidemann

Leitfaden zur beruflichen Wiedereingliederung und Berentung des Koronarkranken

Arbeitsphysiologie
Kardiologie
Sozialmedizin

Steinkopff Verlag Darmstadt

Prof. Dr. med. H. Weidemann
Ärztl. Direktor und Chefarzt
Internistisch-Kardiologische Abteilung
Theresienklinik Bad Krozingen
Brunnenallee 13 · Postfach 260
7812 Bad Krozingen

CIP-Kurztitelaufnahme der Deutschen Bibliothek

Weidemann, Hermann:
Leitfaden zur beruflichen Wiedereingliederung und
Berentung des Koronarkranken: Arbeitsphysiologie,
Kardiologie, Sozialmedizin / Hermann Weidemann. –
Darmstadt: Steinkopff, 1984.
ISBN 3–7985–0634–5

Alle Rechte vorbehalten
(insbesondere des Nachdruckes und der Übersetzung)

Kein Teil dieses Buches darf in irgendeiner Form (durch Photokopie, Xerographie, Mikrofilm, unter Verwendung elektronischer Systeme oder anderer Reproduktionsverfahren) ohne schriftliche Genehmigung des Verlages reproduziert werden.

Copyright © 1984 by Dr. Dietrich Steinkopff Verlag, GmbH & Co. KG, Darmstadt
Verlagsredaktion: Juliane K. Weller – Herstellung: Heinz J. Schäfer

Printed in Germany

Die Wiedergabe von Gebrauchsnamen, Handelsnamen, Warenbezeichnungen usw. in dieser Veröffentlichung berechtigt auch ohne besondere Kennzeichnung nicht zu der Annahme, daß solche Namen im Sinne der Warenzeichen- und Markenschutz-Gesetzgebung als frei zu betrachten wären und daher von jedermann benutzt werden dürften.

Satzherstellung: Typoservice GmbH, Griesheim
Grafische Arbeiten: Rainer Jäger, Bad Krozingen
Druck und Weiterverarbeitung: Betz-Druck, Darmstadt

Geleitwort

Rehabilitatives Denken ist in der Ärzteschaft noch immer zu wenig verwurzelt. An den Universitäten wurde es früher nicht gelehrt, in den ärztlichen Fortbildungsveranstaltungen nehmen Themen zur Rehabilitation Kranker und Behinderter nur einen untergeordneten Rang ein, wenn sie überhaupt auf dem Programm stehen. Dabei hat der Arzt bei allen medizinischen und beruflichen Rehabilitationsmaßnahmen eine Schlüsselfunktion inne, sei es bei der Antragstellung, bei der Durchführung oder bei der Begutachtung. Rehabilitation muß umfassend sein, wenn Kranke und Behinderte mit Erfolg und auf Dauer wieder in Arbeit, Beruf und Gesellschaft eingegliedert werden sollen. Der medizinischen Rehabilitation muß – dort wo es notwendig und erfolgversprechend ist – die berufliche Rehabilitation folgen. Der Gedanke an Berentung steht dabei erst an letzter Stelle. Darauf fußt auch der in der Gesetzgebung verankerte Grundsatz „Rehabilitation hat Vorrang vor Rente".

Diesem Ziel dient der Leitfaden. Er ist für Ärzte in Klinik und Praxis, aber auch für Ärzte in sozialmedizinischen Diensten geschrieben und will Hilfen für die Begutachtung und berufliche Wiedereingliederung von Koronarkranken geben. Die Beurteilung der individuellen Belastbarkeit des Koronarpatienten nach Herzinfarkt und Bypassoperation unter arbeitsphysiologischen Gesichtspunkten bildet den Schwerpunkt des Leitfadens. Der Autor stützt sich dabei auf jahrelange Erfahrungen in einem kardiologischen Rehabilitationszentrum. Dem Leitfaden ist eine weite Verbreitung zu wünschen.

Rehabilitation lohnt sich! Gebesserte und wiederhergestellte Erwerbsfähigkeit spart Kosten durch Verringerung von Krankenstand, Krankenbehandlung und Frühinvalidität. Für den Betroffenen selbst aber bedeutet Rehabilitation einen Gewinn an Lebensqualität und sozialer Sicherheit. Der Grundsatz „Rehabilitation vor Rente" ist damit nicht nur ein ökonomisches Postulat, sondern auch ein zutiefst humanitäres Prinzip.

Dr. H. Hahn
Vorsitzender der Geschäftsführung
der Landesversicherungsanstalt Württemberg

Inhaltsverzeichnis

Geleitwort V
Einleitung VIII

I. Die Altersstruktur Koronarkranker 1
I.1. Herzinfarktpatienten in Akutkliniken 1
I.2. Herzinfarktpatienten in der Rehabilitation 3
I.3. Patienten mit aorto-koronarer Bypass-Operation 4
I.4. Herz-Kreislauffälle der Bundesanstalt für Arbeit 4

**II. Arbeitsphysiologische Gesichtspunkte zur Belastung und
Belastbarkeit Koronarkranker am Arbeitsplatz** 6
II.1. Der zumutbare Energieumsatz 7
II.2. Die zumutbare Herzfrequenz 13
II.3. Arbeitsmedizinische Arbeitsplatzanalysen im betriebsärztlichen Dienst . 17
II.4. Anamnestische Arbeitsplatzanalysen in der Rehabilitation 21
II.5. Psychosoziale Faktoren der Arbeitswelt und koronare Herzkrankheit . 24

**III. Die spezielle Beurteilung der individuellen beruflichen
Belastbarkeit des Koronarkranken** 30

IV. Die berufliche Wiedereingliederung von Herzinfarktpatienten 33
IV.1. Häufigkeit und Zeitpunkt der Wiederaufnahme der Arbeit 33
IV.2. Faktoren, welche die berufliche Wiedereingliederung beeinflussen .. 35
IV.3. Die berufliche Wiedereingliederung von Frauen nach Herzinfarkt .. 46
IV.3.1. Häufigkeit der Anschlußheilbehandlung bei Frauen
nach Herzinfarkt 46
IV.3.2. Faktoren, welche die berufliche Wiedereingliederung beeinflussen . 48
IV.3.3. Belastbarkeits- und Leistungsunterschiede zwischen
koronarkranken Frauen und Männern 51

**V. Die berufliche Wiedereingliederung von Patienten nach
aorto-koronarer Bypass-Operation** 53
V.1. Häufigkeit und Zeitpunkt der Wiederaufnahme der Arbeit 53
V.2. Faktoren, welche die berufliche Wiedereingliederung beeinflussen .. 54
V.3. Die berufliche Wiedereingliederung nach Koronarangioplastie
(PTCA) 62

**VI. Modell einer unter sozialmedizinischen Gesichtspunkten
bestmöglichen Rehabilitation im Hinblick auf die berufliche
Wiedereingliederung** 64

**VII. Die Einstufung von Koronarkranken nach dem
Schwerbehindertengesetz** 69

VIII. Die Berentung des Koronarkranken wegen Erwerbsunfähigkeit ... 71
VIII.1. Der gesetzliche Grundsatz: Rehabilitation vor Rente 71
VIII.2. Kontraindikationen für die berufliche Wiedereingliederung
des Koronarkranken: Indikationen für die Berentung 74
VIII.3. Berufliche Wiedereingliederung nicht möglich:
Der Weg in die Erwerbsunfähigkeitsrente 74
VIII.3.1. Die Altersstruktur der koronarkranken Rentner 75
VIII.3.2. Die Sozialstruktur der koronarkranken Rentner 76
VIII.3.3. Die medizinischen Befunde vor Eintritt der Berentung
des Koronarkranken 77

Literaturverzeichnis 79

Einleitung

Wir befinden uns in einer Phase des Umbruchs unserer Arbeitswelt. Arbeitsplätze werden in großer Zahl durch neue computergesteuerte Technologien wegrationalisiert. Die Zahl der Arbeitslosen ist hoch. Nur der Leistungsfähige hat auf Dauer Chancengleichheit bei der Erhaltung des Arbeitsplatzes. Die Rehabilitation durch Krankheit behinderter Menschen beinhaltet als ein Hauptmerkmal deren berufliche Wiedereingliederung. Diese gestaltet sich zunehmend schwieriger. Faktoren des nationalen und internationalen Wirtschaftslebens und der Arbeitswelt beeinflussen immer mehr Erfolg bzw. Mißerfolg einer umfassenden Rehabilitation des koronarkranken Menschen. Gerade weil wir das konstatieren müssen, halte ich es für besonders wichtig, die Kriterien für die berufliche Wiedereingliederung oder die Berentung eines Koronarkranken sorgfältig zu erarbeiten. Damit können wir unseren herzkranken Patienten eine bedeutende soziale Hilfestellung gewähren und unseren Beitrag zur Gerechtigkeit innerhalb der Solidargemeinschaft unseres Sozialversicherungssystems leisten.

Der vorliegende Leitfaden wurde so abgefaßt, daß er in der täglichen Stations- und Praxisarbeit unkompliziert zur Abfassung von Entlassungsberichten und Gutachten herangezogen werden kann. Voraussetzung für jede objektive Beurteilung einer beruflichen Wiedereingliederung sind arbeitsphysiologische Kenntnisse über Belastung und Belastbarkeit eines Patienten an seinem Arbeitsplatz genauso wie Kenntnisse über die Faktoren, welche eine berufliche Wiedereingliederung in den gleichen oder einen anderen Arbeitsplatz beeinflussen. Voraussetzung für eine objektive Beurteilung der Leistungsfähigkeit eines Koronarpatienten sind leistungsphysiologische Kenntnisse über die unterschiedliche Leistungsfähigkeit in Abhängigkeit von Alter und Geschlecht oder in Abhängigkeit von verschiedenen Umweltbedingungen der Arbeitswelt. Die Basis bilden jedoch Kenntnisse über die spezielle Beurteilung der individuellen Belastbarkeit eines Koronarkranken durch die Ergebnisse der kardiologischen Diagnostik, denen sich alle anderen zu berücksichtigenden Kriterien beizuordnen haben. Besonderer Wert wurde in diesem Leitfaden auf die leicht verständliche grafische Darstellung der einzelnen Komplexe in den verschiedenen Kapiteln gelegt, um damit die diskutierten Zusammenhänge an größeren Kollektiven zu veranschaulichen. Es bleibt Aufgabe des jeweiligen Bearbeiters eines Falles von beruflicher Wiedereingliederung oder Berentung eines Koronarkranken, den individuellen Platz seines Patienten innerhalb der dargestellten Kollektive zu bestimmen.

Der Leitfaden soll zu einer noch engeren Zusammenarbeit zwischen den Ärzten in Akutkliniken, Rehabilitationskliniken, betriebsärztlichen Diensten, vertrauensärztlichen Diensten und Fach- und Allgemeinpraxen bei der Betreuung des koronarkranken Menschen beitragen.

Hermann Weidemann

I. Die Altersstruktur Koronarkranker

Die Beschäftigung mit der beruflichen Wiedereingliederung von koronaren Patienten, insbesondere Herzinfarktpatienten, setzt voraus, daß der Arzt bzw. Rehabilitationsberater genaue Vorstellungen über die Häufigkeit dieser Erkrankung in den einzelnen Altersstufen hat.

I. 1. Herzinfarktpatienten in Akutkliniken

Im Jahre 1965 haben wir über Häufigkeit, Alters- und Geschlechtsverteilung und Soziologie von 910 Herzinfarktpatienten berichtet (60). In dieser Vergleichsstudie über 217 weibliche und 693 männliche Herzinfarkte lag der Gipfel der Herzinfarkthäufigkeit bei den Frauen zwischen dem 65. und dem 69. Lebensjahr. Der Gipfel der Häufigkeitsverteilungskurven der Männer lag um 1 Jahrzehnt früher, nämlich zwischen 55 und 59 Jahren (Abb. 1). Dieses Untersuchungsergebnis befand sich seinerzeit in Übereinstimmung mit einer Publikation von Döring und Loddenkemper (13) aus dem Jahre 1962, die als repräsentativ für die Bundesrepublik Deutschland gelten konnte.

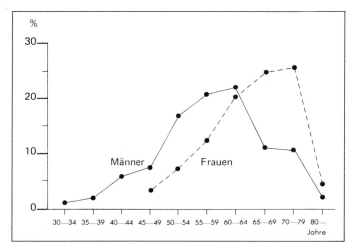

Abb. 1 Einfluß von Alter und Geschlecht auf die prozentuale Verteilung von 910 Herzinfarkten [nach Weidemann, H. u. J. Nöcker (60)]

Offensichtlich hat sich seitdem bis zum heutigen Tage die Altersstruktur der Herzinfarktpatienten großer Akutkrankenhäuser nicht wesentlich verändert, denn auch die 1982 publizierte Hamburger Herzinfarkt-Nachsorgestudie (70, 71) zeigt ein ganz ähnliches Geschlechts- und Altersverteilungsmuster für 583 Männer und 118 Frauen (Abb. 2), mit der größten Herzinfarkthäufigkeit der Frauen zwischen dem 65. und dem 70. Lebensjahr und der Männer zwischen dem 51. und dem 60. Lebensjahr. Einziger Unterschied ist das Vorrücken des Herzinfarktes bei Frauen in den Altersbereich zwischen 30 und 45 Jahren.

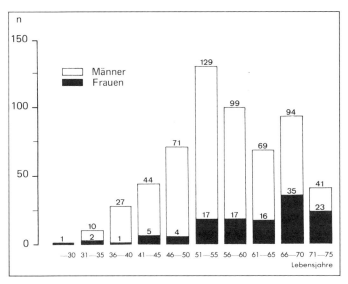

Abb. 2 Altersverteilung von 701 Patienten (583 Männer, 118 Frauen) mit einjähriger Nachbeobachtung nach erstem Herzinfarkt. [nach Weiß, B., K. Donat, W. J. Ziegler (70)]

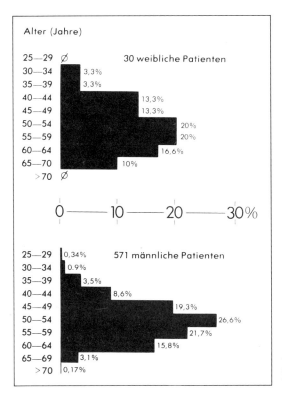

Abb. 3 Prozentuale Häufigkeitsverteilung nach Altersgruppen in der AHB [nach Weidemann, H. und J. Finberg (66)]

I. 2. Herzinfarktpatienten in der Rehabilitation

Die Altersstruktur von Herzinfarktpatienten in Rehabilitationseinrichtungen hängt auch mit dem Einweisungsmodus der Rentenversicherungsträger zusammen und erklärt das weitgehende Fehlen über 65jähriger Herzinfarktpatienten. In einer eigenen Längsschnittuntersuchung an 571 männlichen und 30 weiblichen Herzinfarktpatienten nach Anschlußheilbehandlung lag das mittlere Alter der Männer bei 50 Jahren und der Frauen bei 53 Jahren (Abb. 3). Aus der Abbildung geht hervor, daß ein großer Teil der zu bewältigenden beruflichen Wiedereingliederungen nach Herzinfarkt in den arbeitsmarktpolitisch kritischen Jahrgängen zwischen dem 50. und 60. Lebensjahr in die Rehabilitation kommt. Er ist größer als der Anteil von Patienten zwischen 35 und 49 Jahren, bei dem die Wiedereingliederung in den Arbeitsprozeß besser zu erwirken ist (66).

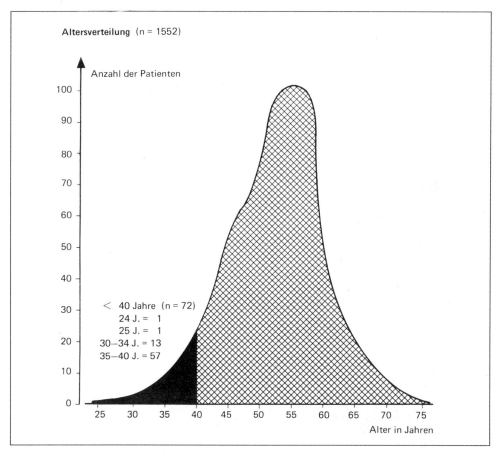

Abb. 4 Altersverteilung aller operierten Patienten zwischen 1973 und 1980. Schwarz: Patienten jünger als 40 Jahre [nach Radtke et al. (43)]

I. 3. Patienten mit aorto-koronarer Bypass-Operation

Von 1968 bis 1976 wurden am Texas Heart Institute (25) 9364 Patienten einer Revaskularisation des ischämischen Myokards unterzogen. 8017 Patienten erhielten ausschließlich aorto-koronare Venen-Bypass-Operationen, 1347 Patienten zusätzlich Aneurysmektomien oder klappenchirurgische Eingriffe. Das mittlere Alter dieses bis dato größten repräsentativen Operationskollektivs lag bei 53 Jahren (88 % Männer, 12 % Frauen). 66 % waren älter als 50 Jahre. Vergleichbare Zahlen wurden im Benedikt-Kreutz-Rehabilitationszentrum Bad Krozingen erarbeitet (43). Die Erfahrungen beziehen sich auf 1552 Patienten aus dem Einzugsgebiet der gesamten Bundesrepublik, bei denen zwischen 1973 und 1980 eine aorto-koronare Revaskularisation durchgeführt worden war. Aus Abb. 4 geht hervor, daß die Spitze der Altersverteilungskurve zwischen dem 55. und 60. Lebensjahr liegt. 72 Patienten waren jünger als 40 Jahre.

I. 4. Herz-Kreislauffälle der Bundesanstalt für Arbeit

Eine Analyse aller von der Bundesanstalt für Arbeit abgeschlossenen beruflichen Rehabilitationsfälle der Bundesrepublik der Jahre 1972 bis 1978 von Otto (39) zeigt, daß bei starkem Anstieg der Gesamtfallzahl die absolute Zahl der Fälle mit Herz- und Kreislauferkrankungen praktisch konstant geblieben ist (Tabelle 1). Auffällig ist die geringe Zahl von Frauen in der Rehabilitation von Herz- und Kreislauferkrankungen (Tabelle 2).

Tabelle 1 Abgeschlossene Reha-Fälle 1972–1978 (BA) [nach Otto, R. (39)]

	1972	1973	1974	1975	1976	1977	1978
Reha-Fälle insgesamt davon:	107 286	115 581	135 152	143 354	153 809	159 246	157 400
Herz- und Kreislauferkrankungen	7 709	7 608	8 049	8 042	7 905	7 205	6 325
prozentualer Anteil	7,2	6,6	5,9	5,6	5,1	4,5	4,0

Quelle: Bundesanstalt für Arbeit, Nürnberg 1980

Tabelle 2 Abgeschlossene Reha-Fälle 1978 (BA) [nach Otto, R. (39)]

	Herzinfarkt	andere Herzerkr.	Herzerkrankung gesamt	alle Behinderungsarten gesamt
Männer	1 582	3 360	4 942 (4,5 %)	109 642
Frauen	77	1 306	1 383 (2,9 %)	47 758
Gesamt	1 659	4 665	6 325 (4,0 %)	157 400

Quelle: Bundesanstalt für Arbeit, Nürnberg 1980

Die Aufschlüsselung der Fälle des Jahres 1978 nach dem Alter spiegelt die oben dargestellte Altersstruktur der Herzinfarktpatienten auch für die bundesweiten Rehabilitationsaktivitäten der Bundesanstalt für Arbeit wieder (Abb. 5). Während etwa ein Drittel aller Nicht-Herz-Kreislauffälle jünger als 18 Jahre und etwa die Hälfte jünger als 25 Jahre waren, lag das Verhältnis bei den Herz-Kreislauffällen genau umgekehrt; in dieser Patientengruppe waren 45 % älter als 45 Jahre (Abb. 5).

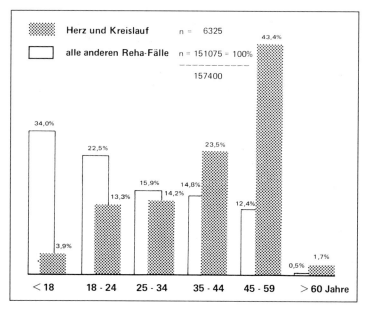

Abb. 5 Abgeschlossene Reha-Fälle 1978 (BA) nach Alter in % [nach Otto, R. (39)]

II. Arbeitsphysiologische Gesichtspunkte zur Belastung und Belastbarkeit Koronarkranker am Arbeitsplatz

In der Rehabilitation von Koronarkranken muß zwischen Leistungsfähigkeit einerseits und Belastbarkeit andererseits bei jedem einzelnen Patienten unterschieden werden. Unter Leistungsfähigkeit kann man die subjektiv limitierte maximale Leistung verstehen, also jene Leistung, die den Patienten wegen Müdigkeit, Erschöpfung oder Herzsymptomatik zum Abbruch einer körperlichen Leistung, zum Beispiel während eines Ergometertests oder auch im Berufsalltag während einer schweren körperlichen Belastung zwingt. Unter Belastbarkeit kann man jene Leistung verstehen, die einem Patienten aufgrund objektiver Meßkriterien über längere Zeit zugemutet werden kann, ohne ihn damit unter pathophysiologischen Gesichtspunkten zu überlasten bzw. zu gefährden.

Ein Beispiel aus der Praxis kann die mögliche Diskrepanz zwischen Leistungsfähigkeit und Belastbarkeit verdeutlichen. Ein noch jugendlicher, körperlich trainierter Herzinfarktpatient mit einem ausgedehnten Vorderwandspitzeninfarkt ist wegen der Funktionsfähigkeit seines Restmyokards und wegen seiner guten allgemeinen körperlichen Kondition noch fähig, während der stationären Rehabilitation eine normale ergometrische Leistungsfähigkeit zu erbringen. Die objektive Erfassung weiterer Daten der Herzfunktionsdiagnostik wie vergrößertes röntgenologisches Herzvolumen, deutliche Hypo- und Akinesien des linken Ventrikels, ausgedehnte echokardiographische Veränderungen in den gleichen Bezirken des linken Ventrikels im 2D-Echokardiogramm sowie eine pathologische Hämodynamik schon bei mittlerer Belastung ergeben jedoch, daß diesem Patienten für die Zukunft nur noch eine sehr leichte körperliche Tätigkeit zugemutet werden kann. Bei Nichtbeachtung der genannten Meßkriterien würde dieser Patient bei alleiniger Zugrundelegung der ergometrischen Leistungsfähigkeit in Ausübung eines schweren körperlichen Berufs früher oder später in eine Linksherzinsuffizienz hineingeraten müssen.

Bei der Beurteilung der Berufsfähigkeit müssen 2 Komplexe gegeneinander abgewogen werden:

– Die objektiv ermittelte Belastbarkeit. Sie ergibt sich aus Art, Ausmaß und Stadium der Erkrankung, Alter und Geschlecht, kardialer Leistungsfähigkeit und Belastbarkeit, kardiologischer Prognose.

– Die berufliche Belastung. Sie ergibt sich aus körperlicher Belastung, psychischer Belastung und Umwelteinflüssen am Arbeitsplatz. Die psychosoziale Situation des Patienten spielt ebenfalls eine wichtige Rolle in diesem Zusammenhang.

Damit ergeben sich in der Rehabilitation für die Wiedereingliederung von Patienten mit koronarer Herzkrankheit in den Arbeitsprozeß im wesentlichen zwei entscheidende Fragen:

a) Wie groß ist die Belastbarkeit des Herz- und Kreislaufsystems vor dem Wiederbeginn der Arbeit?

b) Wie hoch ist die Herz- und Kreislaufbelastung, die den Rehabilitanden an seinem zukünftigen Arbeitsplatz erwartet?

Nur in etwa einem Drittel der Fälle nach Herzinfarkt besteht noch eine normale Herzfunktion und damit eine normale Belastbarkeit, während bei den weiteren zwei Dritteln deutliche Einschränkungen der Funktion des linken Ventrikels und der Belastbarkeit vorliegen (64). Erfahrungsgemäß macht vielen Ärzten die Empfehlung einer der individuellen Belastbarkeitsreduktion Rechnung tragenden geringeren Belastung am Arbeitsplatz im Arztbrief oder im Gutachten erhebliche Schwierigkeiten. Aus diesem Grunde soll in diesem Kapitel auf einige arbeitsmedizinische Kriterien eingegangen werden, die in diesem Zusammenhang von Bedeutung sind, und auf Möglichkeiten hingewiesen werden, wie die belastbarkeitsadäquate Beratung eines Patienten durchgeführt werden kann.

II. 1. Der zumutbare Energieumsatz

Über die körperliche Belastung am Arbeitsplatz wurden von einer Reihe von Autoren Stichprobenuntersuchungen mit Messung des Energieumsatzes sowie auch der Herzfrequenz bei unterschiedlichen Tätigkeiten in verschiedenen Berufen veröffentlicht (14, 16, 17, 28, 37, 42). Aus diesen Untersuchungen geht hervor, daß der Energieumsatz und die kardiale Belastung auch bei Industriearbeitern infolge der Automatisierung der Arbeitsvorgänge heute nicht mehr so hoch ist, wie früher allgemein angenommen wurde.

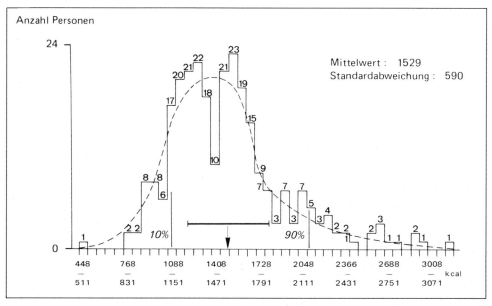

Abb. 6a Brutto-Energieverbrauch pro durchschnittlichem Werktag (24 Stunden) bei 316 Industriearbeitern (in kcal). [Nach Van der Sluijs, H. und M. J. Dirken (56)]

Die Wiedereingliederung eines Koronarpatienten mit überwiegend manueller Tätigkeit in das Berufsleben steht in Beziehung zu dem zu erwartenden täglichen Energieumsatz an dessen Arbeitsplatz. Für die Beurteilung des nach Wiedereingliederung in das Berufsleben zu erwartenden täglichen Energieumsatzes eines Patienten ist es nützlich, sich an die entsprechenden arbeitsmedizinischen Werte von Normalpersonen zu halten. Damit wird insbesondere das Verständnis für die Umsetzung von einem körperlich stark auf einen geringer belastenden Arbeitsplatz erleichtert. Van der Sluijs und Dirken (56) haben an einer repräsentativen Stichprobe von 316 Industriearbeitern aus der gesamten niederländischen Industrie den mittleren Bruttoenergieverbrauch eines durchschnittlichen 24-Stunden-Werktages (Abb. 6a) sowie den mittleren Bruttoenergieverbrauch eines 8-Stunden-Arbeitstages ermittelt (Abb. 6b). Danach liegt der mittlere Bruttoenergieverbrauch von Industriearbeitern im 24-Stunden-Tag knapp unter 3000 kcal* und im 8-Stunden-Arbeitstag knapp über 1500 kcal. Dies entspricht dem Energieverbrauch einer mittelschweren Arbeit.

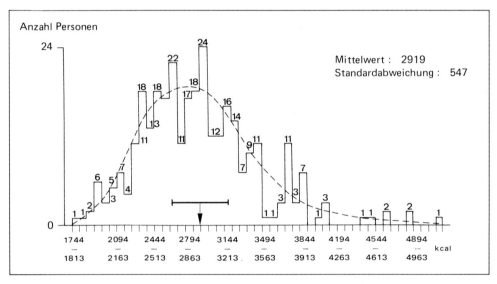

Abb. 6b Brutto-Energieverbrauch im 8-Stunden-Arbeitstag bei 277 Industriearbeitern (30–64 Jahre) (in kcal). [Nach Van der Sluijs, H. u. M. J. Dirken (56)]

Hettinger (29) unterteilt die Arbeit entsprechend ihrer Schwierigkeit in leichte, mittelschwere, schwere und schwerste Arbeit (Abb. 7). Er gibt den Grundumsatz mit 1700 kcal pro Tag und die Freizeitkalorien mit 600 kcal (Erfahrungswert des Max-Planck-Instituts für Arbeitsphysiologie Dortmund) an. Auf die zur Erhaltung des Lebens und der Gestaltung der Freizeit erforderlichen Kalorien pfropft sich die für die Arbeit erforderliche Kalorienmenge auf. Demzufolge wird eine Belastung mit einem Arbeitskalorienaufwand bis zu 1000 Arbeitskalorien pro Schicht als Leichtarbeit, von 1000 bis 1600 kcal pro Schicht als mittelschwere Arbeit, ein Kalorienaufwand von 1600 bis 2200 kcal pro Schicht als Schwerarbeit und eine Belastung von 2200 kcal und mehr pro Schicht als Schwerstarbeit eingestuft.

---

* 1 kcal = 4,2 Joule

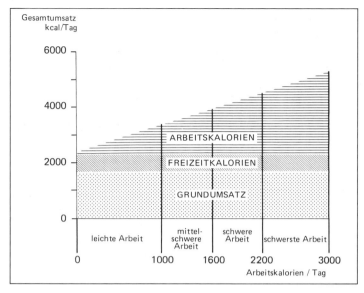

Abb. 7 Täglicher Energieumsatz [nach Hettinger, Th. (29)]

Eine Klassifikation der Arbeitsschweregrade nach Brown und Crowden (10), die in Tabelle 3 wiedergegeben wird, berücksichtigt den Energieverbrauch, den Sauerstoffverbrauch, den Prozentsatz der maximalen Sauerstoffaufnahme und die dazugehörige Pulsfrequenz im „steady state".

Tabelle 3 [Klassifikation der Schwere der Arbeit [nach Brown, J. R. u. G. P. Crowden (10)]

Aktivitäts-niveau	Energie-verbrauch (kcal/min.)	Sauerstoff-verbrauch (l/min. STPD)	Prozent-satz von VO_2 max.	Puls-frequenz im steady state
Sitzend	1,2–2,1	0,24–0,42	8–14	–
Leicht	2,1–3,3	0,42–0,66	14–22	–
Mittel	3,3–5,4	0,66–1,08	22–36	104
Schwer	5,4–9,0	1,08–1,80	36–60	104–138
Sehr schwer	9,0	1,80	60	138

Hettinger (29) betont jedoch, daß die Beurteilung der Belastung eines Menschen durch die Arbeit allein aufgrund des Kalorienverbrauchs nur unter folgenden Bedingungen möglich ist:

– Bei der Arbeit werden relativ große Muskelgruppen eingesetzt.
– Die Umwelteinflüsse – exogene Faktoren – wie Temperatur, Wärmestrahlung und Lärm müssen in einem Bereich liegen, der keine zusätzliche Erschwerung der Arbeit bedingt.
– Bei der Arbeit muß es sich im wesentlichen um dynamische Arbeitsformen handeln.
– Psychische Faktoren dürfen keinen wesentlich belastenden Faktor darstellen.

Bei vielen Berufsarbeiten ergeben sich über den kalorisch erfaßbaren Schweregrad der Arbeit hinaus erhebliche sonstige Arbeitsbelastungen, die berücksichtigt werden müssen. In diesem Zusammenhang sei auf detaillierte Angaben bei Hettinger verwiesen (29).

Da Halbtagsarbeitsplätze oder Arbeitsplätze mit verminderter Stundenzahl in der Vermittlungspraxis der Arbeitsverwaltung praktisch schon seit Jahren nur in Ausnahmefällen existieren (33), ergibt sich bei jedem beruflich wiedereinzugliedernden Patienten die gleiche Frage: Wie hoch darf der Energieverbrauch während des 8-Stunden-Arbeitstages sein, ohne zu einer Überlastung zu führen? Dies soll zunächst allein auf der Basis der Beziehungen von Arbeitszeit, körperlicher Leistungsfähigkeit (physical working capcity), Alter und Körpergröße dargestellt werden. Wie sehr zusätzlich weitere Größen der Herzfunktionsdiagnostik entscheidende Bedeutung für die Belastbarkeit am Arbeitsplatz haben, wird in Kapitel III über die berufliche Wiedereingliederung in Abhängigkeit von Untersuchungsergebnissen der Herzfunktionsdiagnostik deutlich werden. Bink, Bonjer und van der Sluijs (5) fanden eine gradlinige Beziehung zwischen der Höhe des Energieverbrauchs und dem Logarithmus der Arbeitszeit in Minuten. Bonjer (7, 8, 9) untersuchte daraufhin die Beziehungen für den 8-Stunden-Arbeitstag. Das Ergebnis der Untersuchungen von Bonjer ist in Abb. 8 wiedergegeben. Ausgehend von einer maximalen Sauerstoffauf-

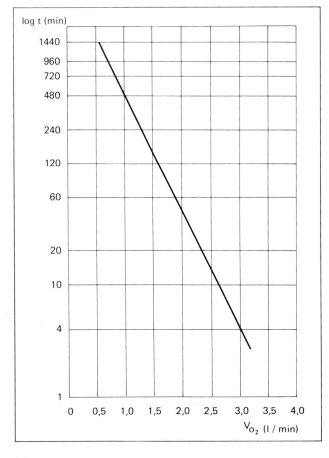

Abb. 8 Zumutbare Sauerstoffaufnahme als Funktion der Arbeitsdauer [nach Bonjer, F. H. (9)]

nahme von 3 Litern ergibt sich für eine Arbeitszeit von 8 Stunden danach die zumutbare Belastung von einem Drittel der maximalen Sauerstoffaufnahme = 1 Liter VO_2.

Diese Beziehung wird nicht nur von der Arbeitszeit, sondern auch von der körperlichen Leistungsfähigkeit determiniert, die ihrerseits abhängig ist von dem Alter und dem Körpergewicht.

In der kardiologischen Rehabilitation ist die Zugehörigkeit zu den einzelnen Altersgruppen bedeutend. Das mittlere Alter von großen Herzinfarktkollektiven liegt über 50 Jahre (13, 60, 66, 70, 71) und dasjenige von Herzkranzgefäßoperierten bei 55 Jahren. Die Altersgruppe muß berücksichtigt werden, wenn man sich im Einzelfall über die zumutbare individuelle Sauerstoffaufnahme während des 8-Stunden-Arbeitstages orientieren will. Hierfür soll die Beziehung zwischen Alter und aerober Kapazität von 258 Arbeitern aus der Arbeit von Bonjer (7) in Abb. 9 wiedergegeben werden. Daraus geht hervor, daß pro Jahrzehnt Lebensalter mit einer zunehmend geringeren körperlichen Leistungsfähigkeit bzw. aeroben Kapazität zu rechnen ist. Van der Sluijs und Dirken (56) haben hierüber eine Untersuchung angestellt und bei 300 Industriearbeitern die durchschnittliche maximale Sauerstoffaufnahme gemessen und danach die Werte für maximale Sauerstoffaufnahme, maximale Belastung in Watt, maximalen systolischen Blutdruck, maximale Herzfrequenz und maximale Atemfrequenz im Altersgang von 30 bis 69 Jahren untersucht. Diese Ergebnisse sind

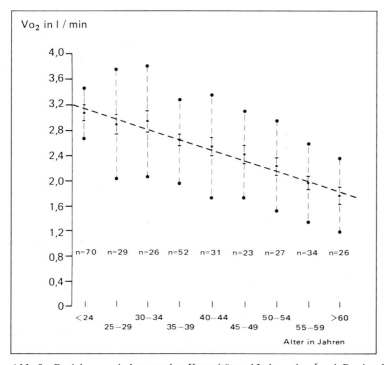

Abb. 9 Beziehung zwischen aerober Kapazität und Lebensalter [nach Bonjer, F. H. (7)]

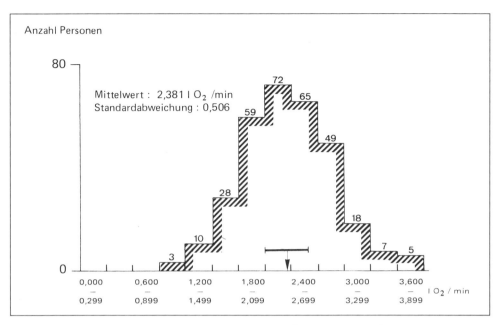

Abb. 10a Die aerobe Kapazität von 300 Industriearbeitern [nach van der Sluijs, H. und M. J. Dirken (56)]

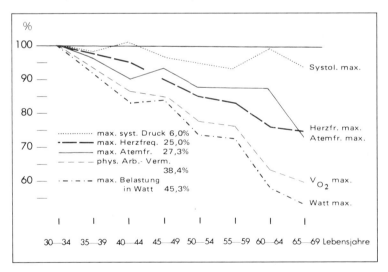

Abb. 10b Prozentuale Leistungsminderung in Abhängigkeit vom Lebensalter (Ausgangswerte 30–34 Jahre = 100 %) [nach van der Sluijs, H. und M. J. Dirken (56)]

in Abb. 10a und Abb. 10b wiedergegeben. Wir können aus dieser Untersuchung entnehmen, daß wir auch bei der Leistungsbeurteilung unserer koronarkranken Patienten allein alternsbedingt zwischen dem 30. Lebensjahr und dem Eintritt in das Rentenalter mit einem Rückgang der körperlichen Leistungsfähigkeit um 40 bis 45 % zu rechnen haben.

Mit zunehmendem Lebensalter geht so bei abnehmendem Arbeitsvermögen und gleichbleibender Arbeitsanforderung der alternde, arbeitende Mensch immer mehr an seine Belastungsgrenze. Van der Sluijs und Dirken (56) haben dieses Problem in ihrer Untersuchung dargestellt. Körperliche Leistungsfähigkeit (in brutto kcal/min), tatsächliche Arbeitsbelastung und zulässiger Belastungsgrad von 33 % der körperlichen Leistungsfähigkeit wurden für die einzelnen Altersgruppen berechnet (Abb. 11). Die Abnahme der maximalen körperlichen Leistungsfähigkeit ist zwischen dem 50. und 65. Lebensjahr so ausgeprägt, daß trotz leichten Rückgangs der tatsächlichen Arbeitsbelastung nur noch eine geringfügige Reserve bis zum völligen Ausschöpfen des zulässigen Arbeitsbelastungsgrads von 33 % übrig bleibt.

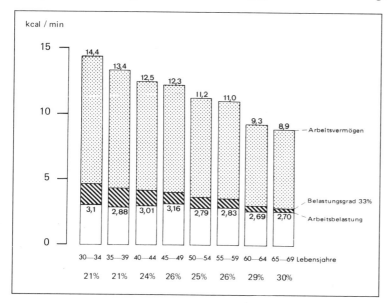

Abb. 11 Körperliches Leistungsvermögen, Arbeitsbelastung und Belastungsgrad von 33 % (in brutto kcal/min) für Lebensaltersgruppen von je ca. 40 Industriearbeitern [nach van der Sluijs, H. u. M. J. Dirken (56)]

Aus diesen Darstellungen soll der beratende und begutachtende Internist und Kardiologe in der Rehabilitation von Koronarkranken zusammenfassend folgendes entnehmen: Zusammen mit der objektiv nachweisbaren Leistungseinschränkung eines Patienten durch die koronare Herzkrankheit muß in jedem Fall auch die Reduktion der Leistungsfähigkeit mit zunehmendem Alter berücksichtigt werden.

II. 2. Die zumutbare Herzfrequenz

Neben dem Kalorienverbrauch und der Sauerstoffaufnahme ist als Beurteilungskriterium für die zumutbare Arbeitsbelastung nach Hettinger (29) die Herzfrequenz aussagekräftig. Als Grenzwert der zumutbaren Belastung hat nach seinen arbeitsphysiologischen Untersuchungen eine Herzfrequenz zu gelten, die im Verlauf einer Schicht konstant bleibt und die gewährleistet, daß Sauerstoffbedarf und Sauerstoffangebot sich die Waage halten, demzufolge das Auftreten größerer Ermüdungserscheinungen durch die Berufsarbeit vermieden wird. Diese Grenze wird als Dauerleistungsgrenze bezeichnet. In Abb. 12 wird eine Untersuchung von Rohmert und Hettinger (45) wiedergegeben, welche die Dauerleistungsgrenze der Herzfrequenz deutlich macht. In 8stündigen Arbeitsversuchen am Fahrradergometer mit verschiedenen Belastungen wurde die Herzfrequenz gemessen. In diesen Untersuchungen wurden nach jeweils 55 Minuten eine Pause von 5 Minuten und eine Mittagspause von 35 Minuten eingelegt. Die Belastung betrug in den Untersuchungen 7, 8, 10 und

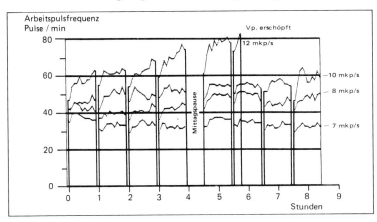

Abb. 12 Pulsfrequenz beim Radfahren im 8-Stunden-Versuch [nach Rohmert, W. u. Th. Hettinger (45)]

12 mkp/s (entsprechend 70, 80, 100 und 120 Watt). Auf der Abszisse ist die Arbeitszeit in Stunden aufgetragen, auf der Ordinate die Arbeitsherzfrequenz. Es ergibt sich ein Konstantbleiben der Herzfrequenz während der einzelnen Arbeitsabschnitte bei einer Belastung von 7 mkp/s = 70 Watt. Bereits bei einer Belastung von 8 mkp/s = 80 Watt nimmt die Herzfrequenz mit der 3. Arbeitsstunde beginnend von Arbeitsstunde zu Arbeitsstunde zu. Noch ausgeprägter zeigt sich das bei 10 mkp/s und 12 mkp/s, wobei es nach 5 3/4 Stunden zur Erschöpfung kommt. Die Dauerleistungsgrenze wurde hier also bei 7 mkp/s = 70 Watt gefunden. Rohmert und Hettinger (45) konnten zeigen, daß die Dauerleistungsgrenze bei einer mittleren Arbeitsherzfrequenz von 40/min (Arbeitsherzfrequenz = gemessene Gesamtherzfrequenz minus Ruheherzfrequenz im Liegen) liegt. Das gilt unabhängig davon, ob diese Herzfrequenz durch den Einsatz großer Muskelgruppen (Fahrradergometerarbeit) oder durch den Einsatz kleiner Muskelgruppen (Kurbelergometerarbeit) als rein dynamische Arbeitsformen bedingt ist.

Diese arbeitsphysiologischen Erkenntnisse muß der Internist und Kardiologe im Einzelfall für seinen Koronarpatienten im Rahmen seiner Beratung und Beurteilung ebenfalls mit berücksichtigen.

Wir selber haben das Herzfrequenzverhalten während des 8-Stunden-Arbeitstages vergleichend bei herzgesunden und herzinfarkterkrankten leitenden Persönlichkeiten (Gruppe III), Angestellten (Gruppe II) und Arbeitern (Gruppe I) in der Industrie untersucht (47, 61, 62, 64) (Abb. 13).

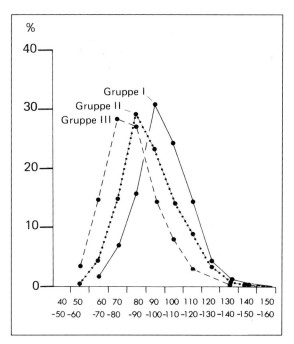

Abb. 13 Häufigkeitsverteilungskurven der Herzfrequenz der drei Infarktgruppen. Die Prozentangaben beziehen sich auf die Gesamtzeit der Aufnahme, d. h. in der Regel 8 Stunden Arbeitszeit [nach Weidemann, H. (62)]

Bei gesunden männlichen und weiblichen Normalpersonen aller von uns untersuchten Berufsgruppen lagen die Herzfrequenzen während des 8-Stunden-Arbeitstages in 98 % der Arbeitszeit unterhalb von 130/min. Nur in 2 %, das sind 9 Minuten der Arbeitszeit, bestanden Herzfrequenzen knapp über 130/min. Damit lagen praktisch alle Untersuchungspersonen unterhalb der von Hettinger (28, 29) angegebenen zumutbaren mittleren Maximalpulsfrequenz während Industriearbeit von 132,6/min. Berücksichtigt man, wie Hettinger (28, 29) bei der Beurteilung der Gesamtpulsfrequenz die Ruhepulsfrequenz und anerkennt als zumutbare Arbeitspulsfrequenz 40/min, so ergibt sich als zumutbare Arbeitsbelastung eine mittlere Gesamtpulsfrequenz von 107/min. Diese Grenze wurde von keinem unserer Untersuchungskollektive von Normalpersonen überschritten. Daraus ergab sich, daß im allgemeinen, die ausgesprochenen Schwerarbeiterberufe ausgenommen, für Gesunde die kardiale Belastung durch die Berufsarbeit kaum mehr ins Gewicht fällt. Bei Vergleichsuntersuchungen für die Herzfrequenz am Arbeitsplatz in Gegenüberstellung zu vergleichbaren gesunden Normalpersonen konnten wir jedoch zeigen, daß rehabilitierte Herzinfarktpatienten im 8-Stunden-Arbeitstag signifikant höhere Tagesdurchschnittsherzfrequenzen haben. Als Ursache für die höheren Herzfrequenzen bei gleicher Arbeitsbelastung wurde in unseren Untersuchungen mit Hilfe der Spiro-Ergometrie und der röntgenologischen Herzvolumenbestimmung eine deutlich geringere kardiale Belastbarkeit der rehabilitierten Herzinfarktpatienten gegenüber den gesunden Vergleichspersonen gefunden (Abb. 14).

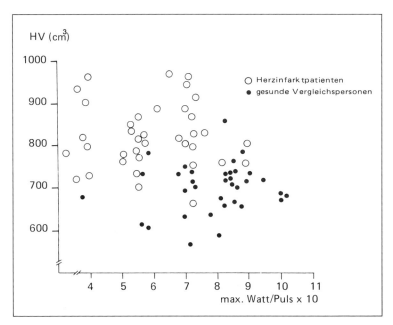

Abb. 14 Beziehungen zwischen Herzvolumen (HV) und maximalem Watt/Puls x 10 bei Herzinfarktpatienten und gesunden Vergleichspersonen [nach Weidemann, H. (62)]

Für die gleiche Arbeit lag die Herzfrequenz der Herzinfarktpatienten durchschnittlich um 10 Schläge höher als bei Normalpersonen (Abb. 15a und b). Aber auch hier kamen selbst bei Arbeitern kaum maximale Herzfrequenzen über 130/min vor.

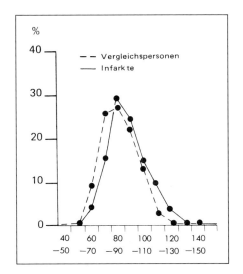 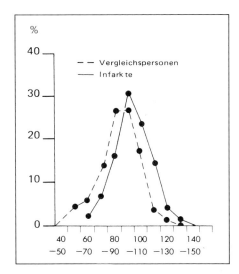

Abb. 15a u. b Vergleich der Häufigkeitsverteilungskurven der Herzfrequenzen während des 8-Stunden-Arbeitstages bei Patienten mit überstandenem Herzinfarkt und Normalpersonen in der Gruppe II = Angestellte (Abb. 15a) und in der Gruppe I = Arbeiter (Abb. 15b) [nach Weidemann, H. (62)]

Damit ergab sich die Frage, ob auch für Herzinfarktpatienten die oben zitierte arbeitsphysiologische Definition der zumutbaren Arbeitsbelastung Gültigkeit hat. Auch die Verwertung der Ruhepulsfrequenz im Vergleich zur Gesamtpulsfrequenz, also die Bestimmung der Arbeitspulsfrequenz, führte hier nicht weiter. Aus unseren Untersuchungen ging hervor, daß bei keinem Herzinfarktpatienten die Differenz der durchschnittlichen Ruhepulsfrequenz und der durchschnittlichen Gesamtpulsfrequenz wesentlich über 40/min lag. Das Gleiche galt für den Vergleich der durchschnittlichen Gesamtpulsfrequenz (62). Hettinger (28, 29) wies durch Korrelationsberechnungen an Gesunden nach, daß Arbeitspulsfrequenz und maximale Pulsfrequenz unabhängig von der individuellen Leistungsfähigkeit sind und einzig und allein durch die Arbeitsbelastung bzw. -intensität selbst bestimmt werden. Wir konnten dieses Untersuchungsergebnis auch für Herzinfarktpatienten bestätigen. Wenn aber die Arbeitsbelastung selbst der entscheidende Faktor für das Herzfrequenzverhalten auch bei Herzinfarktpatienten ist, so müssen wir dieser unser ganz besonderes Augenmerk, zum Beispiel durch Arbeitsplatzanalysen widmen, um Überbelastungen im Einzelfall von vorneherein auszuschließen. Nach Untersuchungen von Lehmann (37) und Bonjer (7, 8, 9) darf die Belastung am Arbeitsplatz über 8 Stunden im Bereich von einem Drittel der maximalen Sauerstoffaufnahme liegen, ohne daß Überlastungserscheinungen auftreten. Auf die von uns untersuchten Herzinfarktpatienten nach Rückkehr am Arbeitsplatz bezogen, würde das bedeuten, daß eine durchschnittliche Sauerstoffaufnahme von 500–600 ccm/min (entsprechend einer Belastung von 25 Watt) 8 Stunden zumutbar wäre. 25 Watt wurden im Durchschnitt von den Herzinfarktrehabilitanden mit einer Herzfrequenz von 98/min geleistet.

Wir gehen nach diesen Untersuchungsergebnissen davon aus, daß aus kardiologischer und arbeitsphysiologischer Sicht bei chronisch Koronarkranken die Herzfrequenz keinesfalls der einzige Parameter sein darf, um eine arbeitsphysiologische Eignungsbeurteilung für eine bestimmte Tätigkeit abgeben zu können. Vielmehr sind nach unserer Auffassung in diese Beurteilung je nach Lagerung des Einzelfalles die Ergebnisse der ergometrischen Leistungsprüfung mit Formanalyse des Belastungs-EKG, der röntgenologischen Herzvolumenbestimmung, nötigenfalls auch der Einschwemmkatheteruntersuchung, der Echokardiographie sowie der Koronarangiographie und Ventrikulographie mit einzubeziehen.

II. 3. Arbeitsmedizinische Arbeitsplatzanalysen im betriebsärztlichen Dienst

Aus langjähriger Erfahrung mit Tausenden von Koronarpatienten der Arbeiterrentenversicherung können wir sagen, daß bei den von uns behandelten Arbeitern vor ihrer Erkrankung eine systematische arbeitsphysiologische Eignungsbeurteilung und Arbeitsplatzerprobung für eine bestimmte Tätigkeit die Seltenheit war und nur in großen Industriebetrieben durchgeführt wurde. Auch nach Abschluß der stationären Rehabilitation wurde die Wiedereingliederung nur in sehr großen Industriebetrieben betriebsärztlich überwacht. Wenn wir also auch davon ausgehen müssen, daß in der Praxis derartige Untersuchungen nicht die Regel, sondern eher die Ausnahme sind, so ist es dennoch nötig, hier auf die arbeitsmedizinisch erarbeiteten Möglichkeiten in dieser Hinsicht einzugehen.

Nach Hettinger (28, 29) muß der Versuch, die individuelle Leistungsfähigkeit eines Menschen mit der Belastung des Arbeitsplatzes in eine positive Korrelation zu bringen, scheitern, wenn die Belastungen des Arbeitsplatzes das zumutbare Maß überschreiten. Wenn dies schon für den Gesunden gilt, in wieviel stärkerem Maße muß das für den leistungseingeschränkten Koronarkranken beachtet werden? Die Möglichkeit der Feststellung physischer Überbelastungen am Arbeitsplatz ist durch Arbeitsplatzanalysen möglich. In der betriebsärztlichen Praxis können solche Untersuchungen unter Leitung des Arbeitsmediziners und eines Arbeitswissenschaftlers durchgeführt werden und sollten in ihren Folgerungen das Resultat einer engen Zusammenarbeit zwischen beiden sein. Eine solche Kooperation sollte auch in einer Rehabilitationseinrichtung angestrebt werden (siehe Kapitel II. 4.). Ist in der Betriebspraxis bei gesunden Arbeitern nur durch diese Zusammenarbeit von

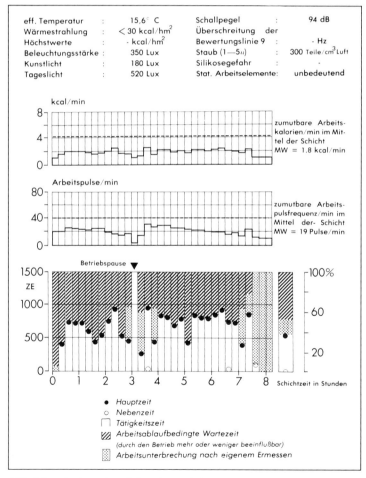

Abb. 16a Analyse eines 8-Stunden-Arbeitstages mit „leichter Arbeit" [nach Hettinger, Th. (29)]

Arzt und Ingenieur eine rationalisierende Arbeitsplatzgestaltung zur Behebung einer arbeitsphysiologisch erkannten Überbelastung möglich, so wird auch in der Rehabilitation nur durch sie die Umgestaltung eines überbelastenden Arbeitsplatzes oder die Umsetzung auf einen weniger belastenden Arbeitsplatz für einen koronarkranken Rehabilitanden ermöglicht werden können.

Als Beispiele einer „leichten Arbeit" und einer „Schwerarbeit" sei hier auf zwei arbeitsphysiologische Untersuchungen von Hettinger (29) in einer Gießerei eingegangen. Die arbeitsphysiologische Untersuchung gliedert sich auf in eine Arbeitsplatzbeschreibung, eine Arbeitsablaufstudie, die Erfassung physiologischer Beurteilungskriterien wie Arbeitspulsfrequenz und Arbeitskalorienverbrauch, die Registrierung der Umweltbedingungen sowie die zusätzliche Erfassung statischer Arbeitselemente. Sie schließt mit einer zusammenfassenden Beurteilung des Arbeitsplatzes und mit einer Empfehlung für eventuelle Verbesserungen.

In Abb. 16a ist die arbeitsmedizinische Untersuchung eines Arbeiters wiedergegeben, der im 8-Stunden-Arbeitstag die Kontrolle kleiner Gußteile (Gewicht: 15 kg) durchzuführen hat. Es ist ersichtlich, daß der Mittelwert des Arbeitskalorienverbrauchs 1,8 kcal/min beträgt und damit deutlich unter dem zumutbaren Arbeitskalorienmaß von 4 kcal/min liegt. Die Arbeitspulsfrequenz zeigt einen Mittelwert von 19 Pulsen/min, ohne daß es zu Belastungsspitzen kam. Auch dieser Wert liegt deutlich unter der zumutbaren Arbeitspulsfrequenz von 40/min im Schichtmittel. Aus der Arbeitsablaufstudie ergibt sich, daß eine reine Tätigkeit von nur 37,9 % der 8-Stunden-Arbeitszeit einer arbeitsablaufbedingten Wartezeit von 45 % gegenübersteht. In der Beurteilung wurde die Arbeit dieses Kontrolleurs als „leichte Arbeit" eingestuft. Umweltfaktoren oder statische Arbeitselemente wiesen keinen arbeitserschwerenden Einfluß auf.

Dem gegenübergestellt seien die physischen Belastungen in einer Maschinenformerei – Krantransport der Formkästen (Gewicht der leeren Kästen zwischen 55 und 82 kg), dargestellt in Abb. 16b. Bei diesem Arbeiter liegt der mittlere Kalorienverbrauch im Verlauf der Schicht bei 3,3 kcal/min und erreicht über den Großteil der Arbeitszeit den zumutbaren Arbeitskalorienwert von 4 kcal/min. Die Arbeitspulsfrequenz liegt im Durchschnitt bei 34 Pulsen/min und erreicht ebenfalls über lange Teile der Schicht die zumutbare Arbeitspulsfrequenz von 40/min oder übersteigt sie ganz leicht.

Die Arbeitsablaufstudie ergibt eine reine Tätigkeitszeit von 70,6 % gegenüber nur 29,4 % Pausenzeiten. Die Beurteilung des Arbeitsplatzes ergab, daß aufgrund der physiologischen Beurteilungskriterien diese Arbeit als im zumutbaren Belastungsbereich liegende Schwerarbeit anzusehen sei.

Auch in einem gut organisierten arbeitsmedizinischen betriebsärztlichen Dienst sind derartig eingehende Arbeitsplatzuntersuchungen nur selten möglich. Hettinger (29) hat deshalb für die betriebsärztliche Praxis ein System von zwei Flächenlochkarten für die arbeitsmedizinische Eignungsbeurteilung und die arbeitsmedizinische Arbeitsplatzbeurteilung entwickelt. Mit Hilfe dieses Systems läßt sich in einem Betrieb eine den ärztlichen Untersuchungsbefunden adäquate Einstufung eines

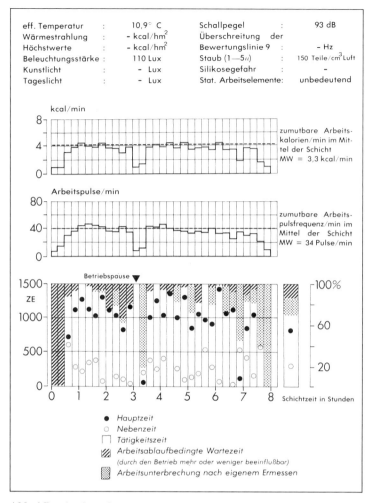

Abb. 16b Analyse eines 8-Stunden-Arbeitstages mit „Schwerarbeit" [nach Hettinger, Th. (29)]

Arbeiters relativ korrekt durchführen. Hinsichtlich der Beurteilung der Herz- und Kreislaufleistungsfähigkeit werden Arbeitspulse pro Minute herangezogen. Es sind 5 Belastungsgruppen aufgestellt, in die ein Arbeiter eingeteilt werden kann:

Arbeitspulse/min	Belastungsgruppe
≤20	1
21–28	2
29–35	3
36–40	4
>40	5

Hettinger führt als Beispiel für die Belastbarkeit des Kreislaufs einen Patienten mit einem Zustand nach Herzinfarkt 1 Jahr nach dem akuten Ereignis an, der in Gruppe 1 eingestuft wurde. Als Beispiel für einen trainierten Kreislaufgesunden führte er einen Langstreckenläufer an, der in Gruppe 5 eingestuft wurde. Der Herzinfarktpatient wurde mit Belastungs-EKG und Kreislauffunktionsprüfungen untersucht und die Ergebnisse im Amplituden-Pulsfrequenz-Test nach Lehmann und Michaelis = 2,9 min (Norm für Männer: 9,2 min), im Leistungspulsindex nach Müller = 6,1 min (Norm für Männer: 3,5 min) und im Stufentest nach Hettinger und Rodahl = Index 230 (Norm für Männer: 100) zusammengefaßt. Damit ergab der Vergleich der Karte der arbeitsmedizinischen Arbeitsplatzbeurteilung, daß die Einstufung in einen Arbeitsplatz mit niedriger körperlicher Belastung notwendig war. Gleichzeitig ergab sich auch die Notwendigkeit, den Einsatz für Nachtschichten auszuschließen und Akkordarbeit zu verbieten.

II. 4. Anamnestische Arbeitsplatzanalysen in der Rehabilitation

In unserem Arbeitskreis werden seit 10 Jahren Arbeits- und Berufsanalysen von Arbeitswissenschaftlern des Fachbereichs Berufstherapie und berufliche Förderung durchgeführt. Es handelt sich um ein standardisiertes Interview, bei dem der Interviewer (Berufstherapeut) von den Angaben des Interviewten (Patient/Rehabilitanden) abhängig ist. Dabei hat der Interviewer aufgrund seiner möglichst langjährigen Arbeits- und Betriebspraxis die subjektiven Angaben bestmöglich zu objektivieren. Hierbei können unvollständige oder unrichtige Angaben, die ohne Arbeitsplatzbesichtigung nicht überprüft werden können, die Aussagen in dem einen oder anderen Fall etwas verfälschen. Nach unserer Erfahrung ist dieses Verfahren jedoch in der Praxis ein vollwertiger Ersatz für eine nur in den seltensten Fällen mögliche Arbeitsplatzanalyse der einzelnen Arbeitsplätze im jeweiligen Betrieb. Die Übernahme der Ergebnisse der Arbeits- und Berufsanalyse des Arbeitswissenschaftlers durch den behandelnden Arzt und die Verwertung dieser Ergebnisse in der Rehabilitationskommission erfüllen in hohem Maße die oben zitierte Forderung von Hettinger einer engen Zusammenarbeit zwischen Arbeitswissenschaftler und Mediziner. Im Kapitel über die Wiedereingliederung in das Berufsleben nach aorto-koronarer Bypass-Operation wird eine Untersuchung aus unserem Arbeitskreis wiedergegeben, die mit der Methodik der anamnestischen Arbeits- und Berufsanalyse durchgeführt worden ist (22).

Die Arbeits- und Berufsanalyse nach Interview in Anlehnung an REFA beinhaltet im wesentlichen folgende wichtigen Angaben:

- Persönliche Daten des Patienten oder Rehabilitanden
- Berufskennziffer (4stellig) gemäß amtlichem, systematischem Verzeichnis der Berufsbenennungen nach Gliederung in Berufsklassen der Bundesanstalt für Arbeit
- Erlernter Beruf
- Betriebszugehörigkeit – seit, als?
- Derzeitige Berufsbezeichnung
- Betriebsart und -branche
- Mitarbeiterzahl – davon im gleichen Arbeitsbereich?
- Betriebsarzt vorhanden – ja/nein?

- Berufliche Vorgeschichte einschließlich Schulbildung und derzeitige Erkrankung
- Klassifizierung der Arbeitsbelastung bei der zuletzt ausgeübten Tätigkeit nach REFA, s. Abb. 17a, 17b, Tabelle 4
- Erwerbsstatus – z. B. Arbeiter, Angestellter, Beamter etc.
- Arbeitszeit-Dauer – z. B. Vollzeit 40 Std./Woche; Teilzeit bis zu 20 Std./Woche etc.
- Arbeitszeit-Verteilung – z. B. Tagschicht, Wechselschicht, Früh-/Spätschicht etc.
- Arbeitsentgelt – z. B. Monatsgehalt, Stundenlohn, Stück-Akkord etc.
- Arbeitsplatz/Arbeitsbedingungen – z. B. stetiger Einzelarbeitsplatz etc.
- Umgebungseinflüsse – überwiegend/kurzzeitig, z. B. Hitze, Kälte, Feuchtigkeit/Nässe, chemische Gase und Dämpfe, erhöhte psychische Belastung etc.
- Körperhaltungen – überwiegend/kurzzeitig, z. B. Stehen, Gehen, Sitzen, Heben, Tragen, Bewegen, sonstige arbeitsbedingte Zwangshaltungen etc.
- Sonstige gesundheitliche Einschränkung und Behinderung (lt. Angabe), z. B. Wirbelsäulenbeschwerden, Gelenkrheuma etc.
- Arbeitsaufgabe und -ablauf – stichwortartige Schilderung der wesentlichen Aufgaben und Tätigkeitsabläufe
- Stellungnahme – kurze Angabe des Patienten/Rehabilitanden, z. B. zur Möglichkeit einer innerbetrieblichen Umsetzung/Entlastung oder zu weiteren bereits abgelaufenen oder noch vorgesehenen Maßnahmen.

Über die Verwertung der Arbeits- und Berufsanalyse im Rehabilitationsteam werden in Kapitel VI über Organisation der Rehabilitation in einer Rehabilitationsklinik nähere Angaben gemacht.

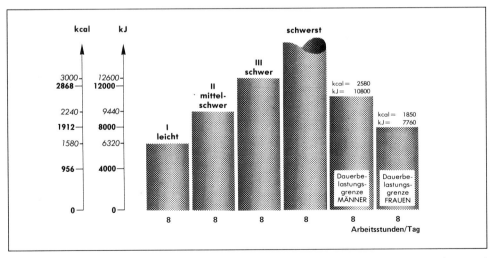

Abb. 17a Arbeitsenergieumsatz mit Grundumsatz einschl. Dauerbelastungsgrenze (Männer/Frauen) gem. Stufe I bis IV „Klassifizierung der Arbeitsbelastung" über einen Arbeitstag von 8 Stunden [nach Wenzler, H. (72)]

Tabelle 4 Klassifizierung der Arbeitsbelastung (Arbeits-Energieumsatz mit Grundumsatz auf Basis von 8 Std./Arbeitstag) [nach Wenzler, H. (72)]

Stufe	Belastungs-grad	≙ Ergometer-Leistung bei µ Mensch ≙ 0,23 Watt (W)	≙ Energieumsatz in kJ/h	≙ Energieumsatz in kcal/h	Beispiele von Arbeitsbelastungen
I	leicht	0 – 50	0 – 790	0 – 190	– leichte körperliche Belastungen – Handhaben leichter Werkstücke und Werkzeuge – Bedienen leichtgehender Steuerhebel o. ä. mech. Einrichtungen – langandauerndes Stehen oder ständiges Umhergehen
II	mittelschwer	50 – 75	790 – 1180	190 – 280	– mittelschwere körperliche Belastungen – unbelastetes Begehen von Treppen, Leitern, schiefe Ebenen – Heben, Tragen u. Bewegen von mittelschweren Lasten (ca. 10-20 kg) in der Ebene – leichte Arbeiten (I) in besonders belastenden Körperhaltungen – leichte Arbeiten (I) in bes. belastenden Umgebungseinflüssen
III	schwer	75 – 100	1180 – 1575	280 – 375	– schwere körperliche Belastungen – Heben, Tragen u. Bewegen von schweren Lasten (ca. 20-50 kg) in der Ebene – Begehen von Treppen u. Leitern mit mittelschweren Lasten (ca. 10-20 kg) – Handhaben von schweren Werkzeugen (über 3 kg Gewicht sowie von Werkzeugen u. Geräten mit starker Rückstoßwirkung – schwere Arbeiten mit Schaufeln, Graben, Hacken etc. – mittelschwere Arbeiten (II) in besonders belastenden Körperhaltungen – mittelschwere Arbeiten (II) bei besonders belastenden Umgebungseinflüssen
IV	schwerst	>100	>1575	>375	– schwerste körperliche Belastungen – Heben, Tragen u. Bewegen von schwersten Lasten (über 50 kg) in der Ebene – Begehen von Treppen u. Leitern mit schweren Lasten (ca. 20-50 kg) – Vorwiegender Gebrauch schwerster Werkzeuge, schwerstes Ziehen und Schieben etc. – schwere Arbeiten (III) in besonders belastenden Körperhaltungen – schwere Arbeiten (III) bei besonders belastenden Umgebungseinflüssen

µ Mensch = Wirkungsgrad des menschlichen Körpers bei Ergometerleistung im Sitzen (72)

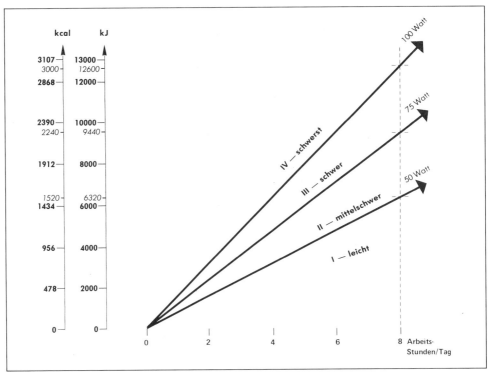

Abb. 17b Arbeitsenergieumsatz mit Grundumsatz gem. „Klassifizierung der Arbeitsbelastung" bei angenommener gleichförmiger Belastung über einen Arbeitstag von 8 Stunden [nach Wenzler, H. (72)]

II. 5. Psychosoziale Faktoren der Arbeitswelt und koronare Herzkrankheit

Dieses Buch soll unter anderem auch darauf hinweisen, daß kardiologische, insbesondere pathophysiologische Kriterien zwar den bestimmenden Faktor für die berufliche Wiedereingliederung darstellen, daß aber darüber hinaus vor allem medizinsoziologische Zusammenhänge von ausschlaggebender Bedeutung sein können, die man unter dem Begriff der psychosozialen Risikokonstellation (54) zusammenfassen kann.

Siegrist gibt 4 Gründe an, die die Aufstellung einer psychosozialen Risikokonstellation berechtigt und aktuell untermauern:

Erstens weist die Häufigkeit koronarer Herzkrankheiten in verschiedenen Ländern unterschiedlichen soziokulturellen Milieus und zu verschiedenen Zeiten eine so differente Verteilung auf, daß Lebensstilvariablen im weitesten Sinne ein pathogenetisches Gewicht besitzen müssen, welches genauer analysiert zu werden verdient.

Zweitens lassen die bisher bekannten koronaren Standard-Risikofaktoren einen erheblichen Anteil unerklärter Varianz offen. Drittens hat sich in den letzten 30 Jahren eine eindrückliche experimentelle, klinische und epidemiologische Evidenz herausgebildet, die auf plausible Zusammenhänge zwischen belastenden Lebenssituationen, negativen Emotionen und nervalen bzw. neurohumoralen Prozessen hindeutet. Diese wirken sich ihrerseits schädigend auf Herzfrequenz und Blutdruck, auf myokardialen Stoffwechsel und Reizleitungsbildung aus. Auch scheinen Frühstadien der Atherosklerose durch sie mit begünstigt zu werden.

Viertens sind schließlich verhaltensgebundene Risiken wie Rauchen, Fehlernährung und Bewegungsmangel an soziokulturelle und biographische Bedingungen gebunden, deren Erfassung eine Aufgabe der Sozial- und Verhaltenswissenschaften in der Medizin darstellt (54).

Wir können demzufolge als Ärzte oder Rehabilitationsfachkräfte die berufliche Wiedereingliederung eines Koronarkranken nur dann vollständig einleiten und organisieren, wenn wir uns zumindest über die individuellen psychosozialen Zusammenhänge des Kranken informiert und mit ihm darüber Gespräche geführt haben. Die Erfolgsaussicht verändernder Maßnahmen im Sinne von Interventionen für den Behinderten muß auf diesem Gebiet aufgrund der praktischen Gegebenheiten, der Personallage und fehlender diagnostischer Instrumente leider noch als gering eingeschätzt werden.

Welches sind nun die Faktoren psychosozialer Belastung, die wir eruieren und berücksichtigen könnten?

Wir haben schon 1965 in einer medizinsoziologischen Untersuchung über die Herzinfarkterkrankung in der Bevölkerung einer gesamten Industriegroßstadt zeigen können, daß der aus der Laienpresse bekannte Begriff der „Managerkrankheit" nur eine Teilwahrheit für die Ätiologie dieser Krankheit darstellen kann. Denn die absolute Zahl der Herzinfarkte wurde am höchsten bei Arbeitern gefunden und nur die Relativierung auf den Berufsgruppenanteil an der Gesamtbevölkerung erlaubte die Hervorhebung der sogenannten „Manager" als Herzinfarktgefährdete (60). In dieser Untersuchung war es uns möglich, sämtliche Herzinfarktpatienten einer Industriegroßstadt, die in einem Zeitraum von 10 Jahren mit einem Herzinfarkt ins Krankenhaus kamen, zu erfassen. Es handelte sich um 910 Patienten (693 Männer und 217 Frauen). Wir führten eine Aufteilung in die drei großen Berufsgruppen Arbeiter, Angestellte und leitende Persönlichkeiten („Manager") durch und setzten sie in Beziehung zu den entsprechenden Bevölkerungszahlen der Gesamtbevölkerung des Volkszählungsjahres 1961. Absolut gerechnet lag die Zahl der Herzinfarkte (s. Abb. 18a) bei Arbeitern mit 48,5 % gegenüber den Angestellten mit 28,1 % und den leitenden Persönlichkeiten mit 23,4 % für die damalige Auffassung überraschend hoch, wobei jedoch der hohe Anteil an Arbeitern an der arbeitenden Gesamtbevölkerung zu berücksichtigen bleibt (Abb. 18b).

In Relation zum Anteil der jeweiligen Berufsgruppe an der Gesamtbevölkerung überwog aber die Herzinfarkthäufigkeit bei den leitenden Persönlichkeiten mit 44,6‰ gegenüber den Arbeitern mit 12,8‰ doch deutlich (Abb. 19a,b). Auf keinen Fall konnte aber nach diesen Ergebnissen weiterhin nur von einer „Managerkrankheit" gesprochen werden. Neuere Untersuchungen zeigen, daß nicht nur die Morbi-

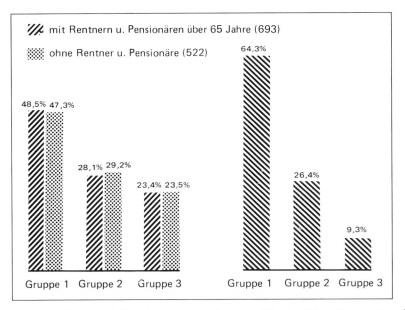

Abb. 18a Prozentuale Berufsgruppenaufteilung von 693 männlichen Herzinfarkten [nach Weidemann, H. u. J. Nöcker (60)]

Abb. 18b Prozentuale Berufsgruppenaufteilung der männlichen Bevölkerung der Stadt Leverkusen im Volkszählungsjahr 1961.
Gruppe 1: Ungelernte Arbeiter, gelernte Arbeiter und unselbständige Handwerker
Gruppe 2: Mittlere und gehobene Beamte und Angestellte (ohne Volks- und Mittelschullehrer)
Gruppe 3: Selbständige Handwerker, Gewerbetreibende und Kaufleute, Unternehmer und Fabrikbesitzer und Landwirte, höhere Beamte und Angestellte, selbständige Akademiker, Offiziere, Volks- und Mittelschullehrer, Lehrer an höheren Schulen und Universitätslehrer, Geistliche

dität sondern auch die Mortalität an koronarer Herzkrankheit bei erwerbstätigen Männern unterer sozialer Schichten wesentlich höher liegt als bei Mittelschichtangehörigen, ein Ergebnis, das auch unter Berücksichtigung der Standard-Risikofaktoren gilt. Rose und Marmot (46) fanden ein 3,6mal höheres Mortalitätsrisiko der untersten gegenüber den höchsten Berufsgruppen eines Herzinfarktpatientenkollektivs des öffentlichen Dienstes in Großbritannien.

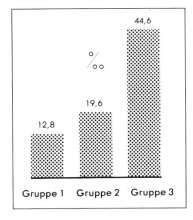

Abb. 19a Häufigkeit des Herzinfarktes in Promille bei den männlichen Berufstätigen der Stadt Leverkusen, bezogen auf die Bevölkerungszahlen des Volkszählungsjahres 1961 (ohne Rentner und Pensionierte über 65 Jahre)

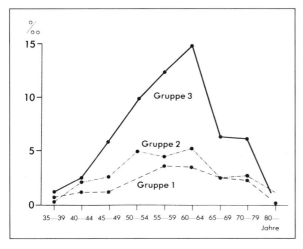

Abb. 19b Promillesatz an Herzinfarkten bei den 3 untersuchten Berufsgruppen (nur Männer), aufgeteilt nach dem Alter [nach Weidemann, H. u. J. Nöcker (60)]

Eine amerikanische Studie von Weinblatt (68) zeigt, daß das Risiko, nach überlebtem Herzinfarkt an plötzlichem Herztod zu sterben, in der Gruppe der Männer mit geringstem Ausbildungsgrad mehr als 3mal so hoch war wie in der Gruppe mit höherer Schulbildung. Die Autoren werten dies als Folge der durchschnittlich höheren Arbeitsbelastung und des geringeren Maßes sozialer Stabilität bei diesen sozioökonomischen Schichten. Siegrist folgert (54), daß die erhöhte Morbidität und Mortalität an koronarer Herzkrankheit bei unteren sozioökonomischen Schichten mit der erhöhten ökonomischen Instabilität, der geringeren sozialen Verortung und den individuell als Stressreaktionen empfundenen belastenden Arbeitsbedingungen zusammenhinge. Er ist der Auffassung, daß in unteren sozioökonomischen Schichten im Durchschnitt so massive arbeits- und statusbezogene Stressoren vorhanden sind, daß auch ohne Existenz des sogenannten Typ-A-Musters nach Rosenmann und Friedmann ein erhöhtes koronares Risiko zu erwarten sei. Das sprichwörtlich koronargefährdende sogenannte Typ-A-Verhalten des arbeitsbesessenen, hektischen Menschen findet sich demgegenüber offensichtlich eher in anspruchsvolleren, verantwortungsreicheren beruflichen Tätigkeiten (32).

In einer retrospektiven Fall-Kontrollstudie an 380 männlichen Herzinfarktpatienten unserer Klinik und einem nach Alter, Geschlecht und Beruf parallelisierten Kontrollkollektiv konnten Siegrist und Mitarb. (53) zeigen, daß Angehörige betrieblicher Zwischenpositionen, deren Aufgaben mit Tätigkeitsmerkmalen wie Koordinieren, Organisieren, Disponieren charakterisiert werden können, signifikant höhere Ausprägungen des koronargefährdenden Verhaltensmusters aufwiesen als beispielsweise Industriearbeiter mit einfachen, gleichförmigen Arbeitsaufgaben. Auch war das koronargefährdende Verhaltensmuster deutlich stärker ausgeprägt bei Erwerbstätigen, die in den letzten Jahren eine erzwungene Mobilität in der Regel mit sozialem Abstieg erfahren hatten und die offenbar versuchten, ihre Statusbedrohung durch ein riskantes Bewältigungshandeln zu kompensieren. Diese Deutung wird auch durch Befunde einer anschließenden 18monatigen Längsschnittstudie mit Nachuntersuchungen unterstützt, die zeigte, daß das koronargefährdende Verhalten nach überlebtem Herzinfarkt und abgeschlossener stationärer Rehabilitation bei denjenigen Patienten am stärksten zunahm, die aktuelle berufliche Rehabilitationsprobleme aufwiesen und sich besonders starke Sorgen um ihre Leistungsfähigkeit und berufliche Zukunft machten (53).

Als Kliniker hat man oft den Eindruck, daß nicht der erfolgreiche, sondern der erfolglose Typ A derjenige ist, der koronargefährdet ist. Neue Untersuchungen aus Holland von Falger und Appels (15) zeigen, daß im letzten Jahr vor Eintritt eines

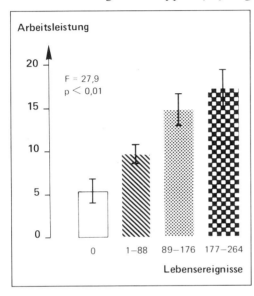

Abb. 20 Arbeitsbelastung (Mittelwert eines Index) und Punktzahl-Gruppen für subjektives Betroffensein durch lebensverändernde Ereignisse (z. B. Tod v. Angehörigen, Ehescheidung, Verlust des Arbeitsplatzes (u. a.) [nach Siegrist, J., K. Dittmann, H. Weidemann (55)]

Herzinfarktes ein Syndrom vitaler Erschöpfung und Depression gehäuft festgestellt werden kann, welches eine Folge jahrelanger starker Verausgabung ohne den realisierten oder überhaupt realisierbaren Erfolg darstellt. Siegrist und Mitarb. konnten gemeinsam mit uns nachweisen, daß Arbeitsbelastungen und bedrohliche Lebensumstände die wichtigsten Verstärker individuellen Risikoverhaltens sind (55). Abb. 20 zeigt das Ergebnis einer Varianzanalyse an 380 Herzinfarktpatienten; es bestehen signifikante Beziehungen zwischen Arbeitsbelastung und subjektiver Belastung durch lebensverändernde Ereignisse vor Eintritt des Herzinfarktes.

Bei Patienten mit Herzinfarkt sind nicht nur einzelne soziale und emotionale Belastungen signifikant stärker ausgeprägt als bei vergleichbaren Kontrollpersonen, sondern es finden sich auch deutlich mehr Risikokonstellationen:

Es kommt zu einer Akkumulation von situativen (äußeren) und dispositionellen (inneren) Belastungen (Abb. 21).

Es ist also bei der Planung der beruflichen Wiedereingliederung eines Koronarpatienten zu konstatieren, daß es eine psychosoziale koronare Risikokonstellation gibt, welche den Faktor psychische Disposition (z. B. Typ-A-Verhalten; Kontrollambitionen) ebenso wie den Faktor soziale Situation (z. B. Arbeitsplatzbelastungen als psychosozialen Stress) einschließt. Klinische Diagnoseinstrumente, welche die Erfassung einer psychosozialen Risikokonstellation auch im klinischen Alltag

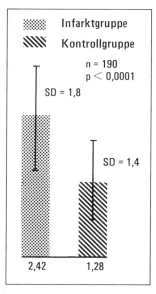

Abb. 21 Kombinierter Index für Stresswirkungen aus: Arbeitsbelastung + lebensverändernde Ereignisse + Kontroll-Ambition („Typ-A-Verhalten") [nach Siegrist, H., K. Dittmann, K. Rittner, J. Weber (53)]

gestatten, liegen leider bisher noch nicht vor, so daß für die nähere Zukunft zunächst noch auf die vorliegende zusammenfassende medizinsoziologische Literatur verwiesen werden muß (53).

Psychosoziale Risikogrößen der prämorbiden Phase beeinflussen auch den Rehabilitationsverlauf nach dem Erstinfarkt. Die in der Nachuntersuchungsphase von 18 Monaten am Reinfarkt Verstorbenen unseres Herzinfarktpatientenkollektivs sind zu einem höheren Prozentsatz psychosozial hochbelastet gewesen als die Überlebenden (Abb. 22).

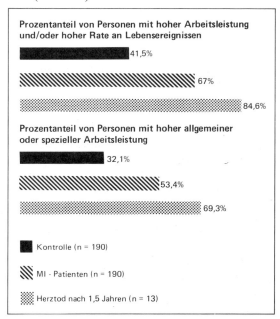

Abb. 22 Soziale Risikosituation und Arbeitsbelastung bei gesunden Kontrollpersonen, Myokardinfarktpatienten und am Herztod bis 1 1/2 Jahre nach Herzinfarkt verstorbenen Patienten [nach Siegrist J., K. Dittmann, K. Rittner, J. Weber (53)]

III. Die spezielle Beurteilung der individuellen beruflichen Belastbarkeit des Koronarkranken

Die berufliche Wiedereingliederung im Anschluß an die stationäre Rehabilitation nach Herzinfarkt oder aorto-koronarer Bypass-Operation hängt in starkem Maße von den objektiven diagnostischen Untersuchungsbefunden ab, die für die Beurteilung und Begutachtung des Patienten zur Verfügung stehen. Ferner spielt die Motivation des Patienten selber eine Rolle, ebenso wie die augenblickliche wirtschaftliche Situation und soziale Absicherung, insbesondere die Arbeitslosenzahlen. Schließlich ist von entscheidender Bedeutung, wie die Empfehlungen der Rehabilitationsklinik vom behandelnden Arzt am Heimatort aufgenommen und weiter verarbeitet werden.

Die Begutachtung und Beurteilung bzw. Empfehlung des Kardiologen bei Patienten mit koronarer Herzkrankheit hat auf einer Reihe von Faktoren zu basieren:

– allgemeiner Gesundheitszustand mit Berücksichtigung der Frage einer etwaigen vorzeitigen Alterung und Ausschluß schwerer anderer Erkrankungen;
– Vorhandensein oder Fehlen von angina pectoris;
– ischämische Veränderungen des Belastungs-EKG;
– röntgenologisches Herzvolumen und Formanalyse des Herzens im Röntgenbild;
– maximale symptomlimitierte Arbeitstoleranz bzw. maximale Wattleistung bzw. maximale aerobe Kapazität;
– Einschwemmkatheterbefund;
– aus dem Ruhe-EKG abgeschätzte Größe der Herzinfarktnarbe;
– Vorhandensein oder Fehlen von bedeutenden Herzrhythmusstörungen;
– koronarangiographischer Befund (nur bei einem Teil der Patienten);
– ventrikulographischer Befund (nur bei einem Teil der Patienten);
– echokardiographischer Befund (nur bei einem Teil der Patienten);
– eventuell isotopendiagnostischer Befund.

Die Beratung von Patienten mit koronarer Herzkrankheit hinsichtlich ihrer zukünftigen beruflichen Belastbarkeit kann sich nach folgenden allgemeinen Gesichtspunkten ausrichten:

1. Wenn die Arbeit des Patienten mit starker körperlicher Belastung verbunden ist, wird der Zustand des Myokards besondere Berücksichtigung finden müssen. Das Problem der Patienten mit einem durch koronare Herzkrankheit schwer geschädigten Myokard ist es, daß sie häufig keine Schmerzwarnsymptome mehr haben, welche eine überhöhte körperliche Aktivität bremsen können und auf diese Weise langsam durch Überbelastung in eine Belastungsherzinsuffizienz und konsekutiv in eine Ruheherzinsuffizienz hineinkommen können.

2. Ist die Arbeit des Patienten durch ein hohes Maß an psychologischem Stress gekennzeichnet, muß neben anderen Faktoren die Morphologie der Koronararterien und die Angina pectoris besonders bedacht werden.

3. Bei speziellen Berufsgruppen wie Piloten, Busfahrer, Zugführer usw., deren

plötzlicher Herztod das Leben von anderen gefährden könnte, müssen sämtliche diagnostischen Möglichkeiten zum Entdecken von Herzrhythmusstörungen ausgeschöpft werden. Eine Koronarangiographie ist auch ohne vorliegende Symptomatik (Angina pectoris, Belastungsherzinsuffizienz, Herzrhythmusstörungen) indiziert.

Aus der Summe der diagnostischen Ergebnisse werden die entscheidenden Weichenstellungen nicht nur für die zukünftige medikamentöse Langzeittherapie, die Bewegungstherapie und eventuell für die koronarchirurgische Therapie erarbeitet, sondern insbesondere für jeden Patienten eine abschließende umfassende Aussage für seine Belastbarkeit und Leistungsfähigkeit in Beruf und Alltag erstellt.

Welche Patienten mit koronarer Herzerkrankung bedürfen also einer intensiven, eventuell invasiven diagnostischen Abklärung? Hierzu ist es nötig, sich bei jedem Patienten Rechenschaft darüber abzulegen, inwieweit der Ischämie-Faktor und/oder der Myokard-Faktor für die Einschränkung der Belastbarkeit des Herzens eine Rolle spielen und Herzrhythmusstörungen das Krankheitsbild komplizieren. Wir müssen uns also auch für die Festlegung der beruflichen Belastbarkeit von Koronarpatienten nach den folgenden Leitsätzen richten und können uns keinesfalls allein auf das Ergebnis der ergometrisch getesteten Leistungsfähigkeit verlassen:

a) Die berufliche Belastbarkeit von Koronarpatienten kann durch den Ischämie-Faktor begrenzt werden. Dieser wird charakterisiert durch Angina pectoris und/oder das Auftreten von ischämischen ST-Senkungen (Richtwert: Herzfrequenz bei Auftreten von kritischer ST-Senkung).

b) Die berufliche Belastbarkeit wird begrenzt durch den Myokard-Faktor. Dieser wird charakterisiert durch eine große EKG-Narbe, durch eine röntgenologische Herzvolumenvergrößerung, speziell durch die Vergrößerung des linken Ventrikels und durch deutlich pathologische Hämodynamik mit Erniedrigung des Herzminutenvolumens.

c) Die berufliche Belastbarkeit kann beeinträchtigt werden durch bedeutende Herzrhythmusstörungen (monomorphe ventrikuläre Extrasystolen über 10 pro Untersuchungseinheit; polymorphe ventrikuläre Extrasystolen; Extrasystolen in Ketten; ventrikuläre Tachykardien).

Man kann davon ausgehen, daß in der Praxis der Beurteilung und Begutachtung der beruflichen Belastbarkeit von Patienten mit koronarer Herzkrankheit, insbesondere mit Herzinfarkt, heute noch häufig die ergometrisch getestete maximale Leistungsfähigkeit als allein entscheidendes Kriterium herangezogen wird (59). Patienten mit normaler Hämodynamik können eine sehr unterschiedliche maximale Leistungsfähigkeit haben, die zwischen 25 und 200 Watt schwanken kann. Die meisten Patienten mit normaler Hämodynamik (Stadium 0, nach Roskamm und Reindell (48a)) haben eine normale maximale Leistungsfähigkeit von 100 Watt oder mehr. Bei Patienten mit geringer Leistungsfähigkeit ist dies in der Regel durch einen schlechten Trainingszustand der peripheren Muskulatur zu erklären. Sehr wichtig zu wissen ist es jedoch, daß auch Patienten mit einer schweren Störung der Hämodynamik (Stadium 3 und Stadium 4 nach Roskamm und Reindell) in Einzelfällen eine normale maximale Leistungsfähigkeit in Watt haben können, was dadurch zu erklären sein dürfte, daß der Organismus durch eine stärkere Erhöhung der arterio-venösen Sauerstoffdifferenz eine geringere Förderleistung des Herzens noch weitgehend kompensieren kann. Daß hier die Verwendung der maximalen Leistungsfähigkeit in Watt als entscheidendes Kriterium zur Beurteilung der beruflichen Belastbarkeit des Rehabilitanden eine schwere Fehlentscheidung darstellen würde, liegt auf der Hand. Wenn wir uns bei der Begutachtung der beruflichen Belastbarkeit von Herzinfarktpatienten zu fragen haben, wie stark die myokardiale Ventrikelschädigung ist, so müssen wir uns demzufolge darüber im Klaren sein, daß das Verhalten der Herzfrequenz beim ergometrischen Belastungstest alleine keine ausreichende Auskunft über den Ventrikelzustand geben kann, da die Herzfrequenz kein primär kardialer, sondern von der peripheren Muskulatur gesteuerter Parameter ist (11, 48, 63).

In der Gruppe von Patienten, bei denen der Myokard-Faktor die überwiegende Rolle spielt, befinden sich vorwiegend Patienten mit großer Infarktnarbe und/oder Herzwandaneurysmen. Anfangs können bei diesen Patienten, besonders wenn es sich um sehr junge Menschen handelt, noch normale hämodynamische Verhältnisse vorliegen. Im Laufe der Zeit zeichnet sich diese Patientengruppe dann mit einer zu geringen Steigerung des Herzminutenvolumens unter körperlicher Belastung aus (hämodynamisches Stadium 3, Belastungsherzinsuffizienz nach Roskamm und Reindell) oder durch ein bereits in Ruhe zu niedriges Herzminutenvolumen (hämodynamisches Stadium 4, Ruheherzinsuffizienz nach Roskamm und Reindell). Diese Patienten müssen diagnostisch erfaßt werden und können nicht in Berufe mit körperlicher Belastung wieder eingegliedert werden.

Bei der Gruppe der Patienten, bei der der Ischämie-Faktor die überwiegende Rolle spielt, handelt es sich um Patienten mit einer deutlichen Stenose an einem oder mehreren Herzkranzgefäßen. Die Hauptindikatoren Angina pectoris, ischämische ST-Streckensenkung und PCP-Erhöhung müssen durch Belastungs-EKG und gegebenenfalls Einschwemmkatheteruntersuchung erfaßt werden. Patienten, bei denen alle 3 Ischämieindikatoren im ergometrischen Belastungstest positiv sind, haben auch in 96 % mindestens eine mehr als 50%ige Stenose an einem oder mehreren Koronarhauptästen (48). Nach Vorliegen dieser Befunde wird im Einzelfall zu prüfen sein, ob die Koronarangiographie zur Abklärung indiziert ist.

Bei der Gruppe von Patienten mit Herzrhythmusstörungen muß beachtet werden, daß mit dem Ruhe-EKG nur wenige Patienten identifiziert werden, die Rhythmusstörungen haben. Während der Ergometerbelastung nimmt die Treffsicherheit des Aufdeckens von Herzrhythmusstörungen deutlich zu, tritt aber am häufigsten erst während der telemetrischen Untersuchung und der Speicher-EKG-Untersuchung voll hervor (49). Im einzelnen wird auf diese die Belastbarkeit begrenzenden Faktoren in den Kapiteln über die Wiedereingliederung nach Herzinfarkt bzw. nach Herzoperation eingegangen werden.

IV. Die berufliche Wiedereingliederung von Herzinfarktpatienten

Beim Studium der Literatur über die berufliche Wiedereingliederung von Herzinfarktpatienten zeigt sich, daß es dafür viele unterschiedliche Faktoren zu berücksichtigen gilt: die Schwere des Krankheitsbildes; die Anforderungen des Arbeitsplatzes; die Motivation des Patienten selbst; die Empfehlungen der Ärzte; die Dauer der Arbeitsunfähigkeit durch Erkrankung; die augenblickliche wirtschaftliche Situation des Landes insgesamt und der Rentenversicherungs- und Krankenversicherungsträger im Besonderen können als die wichtigsten gelten.

IV. 1. Häufigkeit und Zeitpunkt der Wiederaufnahme der Arbeit

Bis Ende der 60er Jahre wurden in der Bundesrepublik Deutschland Rehabilitationsmaßnahmen nach Herzinfarkt durchschnittlich erst 9,2 Monate nach dem Herzinfarktereignis begonnen (38). Danach nahmen Arbeiter und Angestellte auch bei unkompliziertem Herzinfarktverlauf seinerzeit die Arbeit erst wieder nach 9–12 Monaten auf. Demgegenüber konnte der Autor bei den ersten systematisch durchgeführten Anschlußheilbehandlungen nach Herzinfarkt bei 200 Patienten bei 53 % eine Wiederaufnahme der Arbeit bis zum 6. Monat und bei 85 % bis zum 12. Monat feststellen. Diese Tendenz wurde bei weiteren Publikationen über Anschlußheilbehandlungen bestätigt (23, 33, 34, 66). In der neuesten Publikation über Grenzen und Möglichkeiten der Rehabilitation bei Patienten mit ischämischen Herzkrankheiten aus der Sicht eines Rentenversicherungsträgers (BfA) berichtet Wille (73), daß 90 % der bei der BfA rentenversicherten Angestellten, die einen Herzinfarkt erleiden, zur Anschlußheilbehandlung nach Herzinfarkt in eine Rehabilitationseinrichtung kommen. Davon werden insgesamt 65 % wieder arbeitsfähig und 35 % erhalten Erwerbsunfähigkeitsrente. Bei denjenigen, die wieder arbeiteten, nahmen 75 % die Arbeit innerhalb von 6 Monaten wieder auf, 25 % erst danach (35 % nach 1 Monat, 25 % nach 3 Monaten, 15 % bis inklusive 6. Monat). Diese Zahlen beziehen sich auf das Jahr 1982. Donat et al. (13a) berichten 1983 über eine 3-Jahres-Nachuntersuchung an 1016 Herzinfarktpatienten, die 1980 nach einem Herzinfarkt aus 11 Hamburger Krankenhäusern entlassen worden waren. 77 % der Männer und 47 % der Frauen erhielten eine stationäre Anschlußheilbehandlung. Vom Gesamtkollektiv kehrten 53 % wieder ins Berufsleben zurück. Patienten, die nicht in eine stationäre Anschlußheilbehandlung kamen, kehrten nur in 20 % an einen Arbeitsplatz zurück. Zeitpunkt und Prozentsatz der beruflichen Wiedereingliederung hängen nach einer prospektiven Studie von Stein et al. (58) insbesondere von organisatorischen Problemen, unter anderem des Informationsflusses von der Rehabilitationsklinik über den vertrauensärztlichen Dienst und dem Hausarzt ab. Kühns et al. (35) berichteten über die Zusammenarbeit einer Klinik und eines ambulanten Trainingszentrums. Von den zwischen 1973 und 1975 stationär behandelten und 1976/77 jeweils für 1 Jahr nachuntersuchten Patienten dieser Autoren hatten 81,1 % der überlebenden Männer unter 50 Jahren sowie 100 % der Frauen in dieser Altersgruppe die Arbeit wieder aufgenommen. Bei Betrachtung aller Altersgruppen bis zum 65. Lebensjahr standen nach einem Jahr von 81 Überlebenden 59 % wieder voll im Berufsleben. Angster (1) sowie Angster und Glonner (2) gaben aus der Höhenrieder Langzeitstudie 84,2 % Arbeitsfähigkeit nach Heilverfahren wegen Herzinfarkt an, in einer späteren Veröffentlichung über ein Teilkollektiv 82,5 %. In den verschiedenen Publikationen dieser Studie von Halhuber und Lepper (23) und Hauss und Stocksmeier (27) geht durchschnittlich eine Wiederaufnahme nach Herzinfarkt von 86 % hervor. Zu Recht weist Halhuber (24) darauf hin, daß die prozentuale Wiederaufnahme der Arbeit nach Herzinfarkt und die zeitliche Ausdehnung der Arbeitsunfähigkeit in den verschiedenen Ländern der Erde aufgrund unterschiedlicher kultureller, sozialer und ökonomischer Bedingungen stark schwanken. In Israel kehrten 90 % aller Infarktpatienten wieder zu einer Arbeit zurück, und in den USA sind es etwa 70–80 %, und zwar etwa 60 Tage nach dem akuten Infarktereignis (24). Aus der Sowjetunion geben Wolkow und Caus (69) an, daß 75 % der Arbeiter eines Stahlbetriebes nach stationären und ambulanten Rehabilitationsmaßnahmen wieder arbeitsfähig wurden und zwar 68,5 % am gleichen Arbeitsplatz. Aus Schweden berichtet Klingberg-Olson (31) von 90%iger Wiederaufnahme der früheren Tätigkeit nach Rehabilitation. Einer kanadischen Arbeit von Sibley (52) ist zu entnehmen, daß 85 % der Herzinfarktpatienten wieder arbeitsfähig wurden.

IV. 2. Faktoren, welche die berufliche Wiedereingliederung beeinflussen

Über den Zusammenhang zwischen soziologischen Kriterien und Wiedereingliederung in das Berufsleben nach Herzinfarkt macht eine Langzeitstudie von Samek et al. (51) an 658 Herzinfarktpatienten unterhalb des 40. Lebensjahres eine für die Bundesrepublik Deutschland repräsentative Aussage: 72 % der Patienten dieser Studie wurden beruflich wiedereingegliedert. Diese Zahl blieb über einen Nachverfolgungszeitraum von 6 Jahren nahezu unverändert bestehen (Abb. 23).

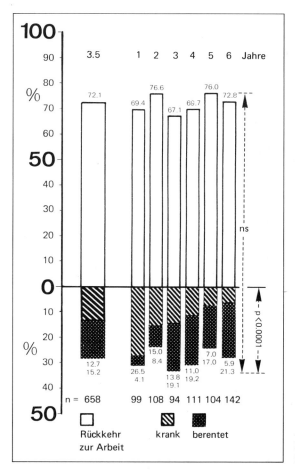

Abb. 23 Langzeitbeobachtung der beruflichen Wiedereingliederung nach Herzinfarkt [nach Samek, L. et al. (51)]

Abb. 24 zeigt, daß ein höherer Bildungsgrad signifikant verbunden ist mit einer häufigeren Rückkehr zur Arbeit bzw. einer niedrigeren Pensionierungsrate. Dabei bestehen bei den untersuchten Kollektiven keine Unterschiede hinsichtlich der maximalen Arbeitstoleranz in Watt und der röntgenologischen Herzgröße bezogen auf das Körpergewicht.

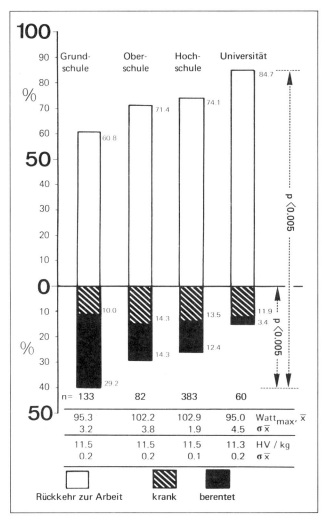

Abb. 24 Bildungsgrad und berufliche Wiedereingliederung nach Herzinfarkt [nach Samek, L. et al. (51)]

Die Autoren unterteilten die Herzinfarktpatienten in Arbeiter (sogenannte Bluecollars, 56,6 %), Angestellte (sogenannte Whitecollars, 26,1 %), öffentliche Bedienstete (7,3 %) und Selbständige (10 %). Diese prozentuale Aufteilung entsprach nahezu derjenigen für die Beschäftigten in der Bundesrepublik Deutschland zum Zeitpunkt der Untersuchung. Aus Abb. 25 geht hervor, daß die niedrigste Wiedereingliederungsrate bei den Arbeitern bestand.

Wurde das Gesamtkollektiv nochmals in 2 Gruppen nach den Kriterien unterteilt, ob es sich um Handarbeit oder Nicht-Handarbeit handelte (Nicht-Handarbeit

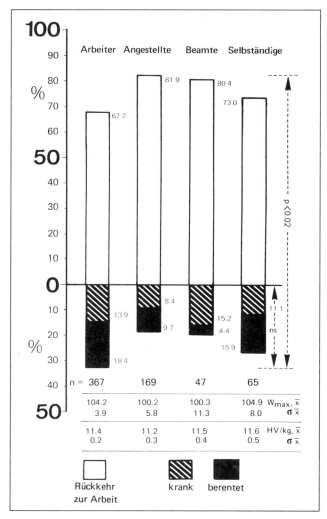

Abb. 25 Schichtenspezifität der beruflichen Wiedereingliederung nach Herzinfarkt [nach Samek, L. et al. (51)]

bezeichnet Betätigungen ohne eine substanzielle Menge körperlicher Aktivität im Beruf), so zeigt sich ein gleiches Verhalten auf die Zahlen bezogen (Abb. 26).

Es kann kein Zweifel daran bestehen, daß sich hinsichtlich der unterschiedlichen Wiedereingliederung von Arbeitern und Angestellten die Beurteilung und Interpretation der kardiologisch-diagnostischen Befunde für die Belastung und Belastbarkeit am Arbeitsplatz eine wichtige Rolle spielt. Sie beruht auf einer unterschiedlichen Wertung von Koronarmorphologie und Ischämiefaktor auf der einen Seite und Funktionszustand des linken Ventrikels auf der anderen Seite für körperlich nicht arbeitende Angestellte und körperlich arbeitende Arbeiter.

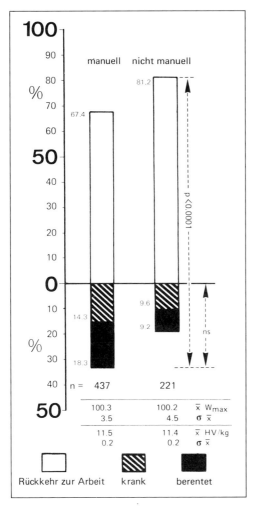

Abb. 26 Berufliche Wiedereingliederung nach Herzinfarkt in Abhängigkeit vom Grad der körperlichen Arbeit [nach Samek, L. et al. (51)]

Wenden wir uns zunächst den nichtinvasiven Untersuchungsmethoden zu, so können wir aus der Arbeit von Samek et al. (51) entnehmen, daß eine signifikante Beziehung zwischen der maximalen Arbeitsleistung bei Fahrradergometerbelastung im Liegen (im Durchschnitt 9 Monate nach dem Herzinfarkt durchgeführt) und der Wiedereingliederung in die Arbeit besteht. Diese Beziehung ist bei körperlich arbeitenden (Abb. 27) Herzinfarktpatienten enger als bei nicht körperlich arbeitenden (Abb. 28).

Wird das röntgenologische Herzvolumen als Parameter einer intakten oder geschädigten Ventrikelfunktion herangezogen, so findet sich bei der Gruppe der körperlich

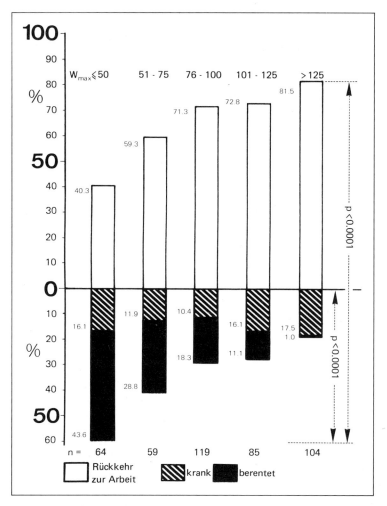

Abb. 27 Maximale Ergometerleistung und berufliche Wiedereingliederung nach Herzinfarkt bei körperlich Arbeitenden [nach Samek, L. et al. (51)]

arbeitenden Herzinfarktpatienten eine signifikante Beziehung zwischen Herzgröße und Wiederaufnahme der Arbeit. Patienten mit einem Quotienten HV/kg über 13,6 kehrten nur noch in 42,9 % an den Arbeitsplatz zurück (Abb. 29). Bei nicht körperlich arbeitenden Herzinfarktpatienten bestand keine Korrelation zwischen Herzgröße und Wiedereingliederung in den Arbeitsprozeß (Abb. 30).

Eine besondere Gruppe stellen Herzinfarktpatienten mit einem Aneurysma dar. Blümchen et al. (6b) untersuchten das soziale Schicksal von 75 Aneurysmapatienten in Abhängigkeit von der in Ruhe gemessenen Auswurffraktion einer Radionuklid-Ventrikulographie. In einem mittleren Beobachtungszeitraum von 2,3 Jahren nach

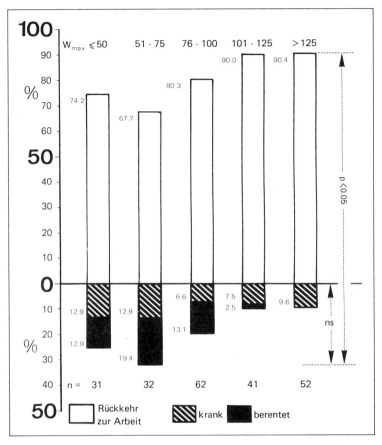

Abb. 28 Maximale Ergometerleistung und berufliche Wiedereingliederung nach Herzinfarkt bei nicht körperlich Arbeitenden [nach Samek, L. et al. (51)]

der Erstuntersuchung im Rahmen einer Anschlußheilbehandlung wegen Herzinfarkt bleiben 71 % berentet oder krankgeschrieben. Je niedriger die gemessenen Auswurffraktionen ausfielen, umso häufiger wurden die Patienten berentet. Im Vergleich mit den hier zusammengefaßten Literaturangaben zeigt sich, daß Herzinfarktpatienten mit Aneurysma häufiger berentet werden als Herzinfarktpatienten ohne Aneurysma.

Betrachten wir nunmehr invasive (Koronarangiographie) Untersuchungsergebnisse: In einer weiteren Arbeit über die berufliche Wiedereingliederung jugendlicher Herzinfarktpatienten untersuchten Samek et al. (50) 311 Patienten 3 Jahre nach dem Herzinfarkt. Alle Patienten waren mit Koronarangiogramm und Lävokardiogramm untersucht worden. Dabei ergab sich ebenfalls, daß körperlich arbeitende

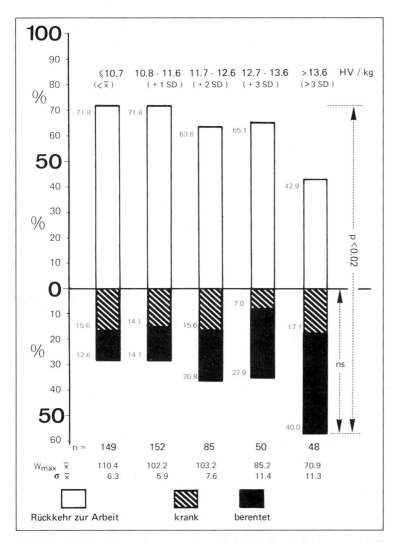

Abb. 29 Relatives Herzvolumen und berufliche Wiedereingliederung nach Herzinfarkt bei körperlich Arbeitenden [nach Samek, L. et al. (51)]

Patienten mit linksventrikulärer Dysfunktion im Lävokardiogramm bei Mehrgefäßerkrankung seltener beruflich wiedereingegliedert wurden als Patienten mit normaler Ventrikelfunktion. Signifikante Beziehungen bestanden sowohl für körper jugendlicher Herzinfarktpatienten untersuchten Samek et al. (50) 311 Patienten 3 Jahre nach dem Herzinfarkt. Alle Patienten waren mit Koronarangiogramm und Lävokardiogramm untersucht worden. Dabei ergab sich ebenfalls, daß körperlich arbeitende Patienten mit linksventrikulärer Dysfunktion im Lävokardiogramm bei Mehrgefäßerkrankung seltener beruflich wiedereingegliedert wurden als Patienten

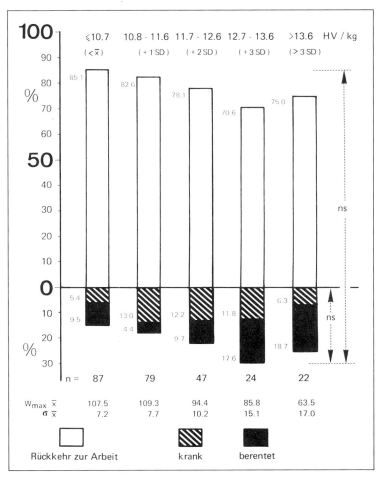

Abb. 30 Relatives Herzvolumen und berufliche Wiedereingliederung nach Herzinfarkt bei nicht körperlich Arbeitenden [nach Samek, L. et al. (51)]

mit normaler Ventrikelfunktion. Signifikante Beziehungen bestanden sowohl für körper jugendlicher Herzinfarktpatienten untersuchten Samek et al. (50) 311 Patienten 3 Jahre nach dem Herzinfarkt. Alle Patienten waren mit Koronarangiogramm und Lävokardiogramm untersucht worden. Dabei ergab sich ebenfalls, daß körperlich arbeitende Patienten mit linksventrikulärer Dysfunktion im Lävokardiogramm bei Mehrgefäßerkrankung seltener beruflich wiedereingegliedert wurden als Patienten mit normaler Ventrikelfunktion. Signifikante Beziehungen bestanden sowohl für körperlich arbeitende Herzinfarktpatienten zwischen dem Vorhandensein einer 1-Gefäß- bzw. 2-Gefäß- oder 3-Gefäßerkrankung und der Eingliederung in den Arbeitsprozeß (Abb. 31 und Abb. 32).

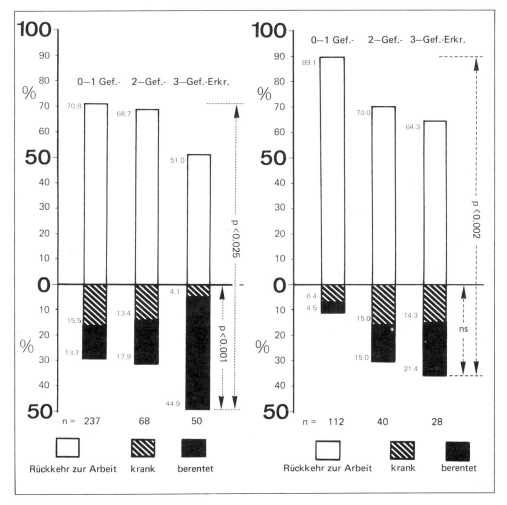

Abb. 31 Koronarangiografie und berufliche Wiedereingliederung nach Herzinfarkt bei körperlich Arbeitenden [nach Samek, L. et al. (50)]

Abb. 32 Koronarangiografie und berufliche Wiedereingliederung nach Herzinfarkt bei nicht körperlich Arbeitenden [nach Samek, L. et al. (50)]

Es ist mit einer adäquaten Befolgung der auf den diagnostischen Untersuchungsergebnissen basierenden ärztlichen Empfehlung in der Rehabilitation von Koronarkranken zu rechnen, wenn diese im Rahmen eines Rehabilitations-Teams bzw. im Rahmen einer Rehabilitations-Kommission entsprechend umgesetzt und weitergegeben wird. In welchem Maße ärztliche Empfehlungen sich in der Realität der Wiedereingliederung oder Nicht-Wiedereingliederung in den Arbeitsprozeß wiederspie-

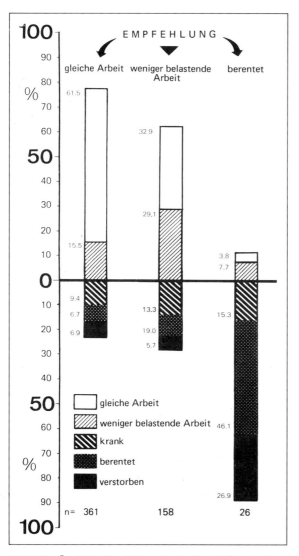

Abb. 33 Ärztliche Empfehlung in der Rehabilitationskommission und Nachuntersuchung der beruflichen Wiedereingliederung oder Berentung 3,5 Jahre nach Herzinfarkt [nach Samek, L. et al. (50)]

geln können, ergibt sich aus Abb. 33 für die hier referierte Arbeit von Samek et al. 61,5 % der Patienten arbeiteten aufgrund der Empfehlung danach noch 3,5 Jahre später am gleichen Arbeitsplatz. In der Gruppe, welche zur Pensionierung empfohlen wurde, waren 46,1 % pensioniert und 26,9 % in diesem Zeitraum verstorben.

Zusammenfassend ergibt sich aus dieser Studie folgende Konstellation für die berufliche Wiedereingliederung von Herzinfarktpatienten:

	Abhängigkeit von	**berufliche Wiedereingliederung**
Ischämiefaktor	maximaler (Angina-pectoris-freie) Arbeitstoleranz	Je höher, umso häufiger
	Anzahl signifikant stenosierter Koronargefäße (über 50 %)	Je stärker der Befall der Koronargefäße, umso geringer
Myokardfaktor	Relativem röntgenologischem Herzvolumen	Bei Arbeitern: je größer, umso geringer. – Bei Angestellten: keine Korrelation
Bildungsfaktor	Schul- und Hochschulbildung	Je höher ausgebildet, umso häufiger
	Angestellten- oder Arbeitertätigkeit	Niedrige Wiedereingliederungsrate bei Arbeitern

In einer weiteren Publikation über das gleiche Herzinfarktpatientengut haben Samek et al. (51a) eine Varianzanalyse über die Faktoren, die die Wiederaufnahme der Arbeit beeinflussen, erarbeitet, welche das oben Dargestellte statistisch unterbaut (Tabelle 5).

Tabelle 5: Faktoren, die die Wiederaufnahme der Arbeit beeinflussen [nach Samek, L. et al. (51a)

(Jugendlicher HI, n = 479, Varianzanalyse)

	Univariat F-Wert	Multivariat F-Wert
AP-freie Arbeitstoleranz (Watt)	29.107	9.077
Arbeitstoleranz	24.116	4.064
Herzminutenvolumen max. (l/min)	23.242	
Herzfrequenz max. (Schläge/min)	19.955	
Pulmonalkapillardruck max. (mm Hg)	15.972	
Herzvolumen (ml/kg)	15.014	6.429
Kaltenbach Score	13.788	6.854
Angina pectoris (0–3)	13.521	
Pulmonalkapillardruck Ruhe (mm Hg)	13.340	
Gefäßbefall (0–3)	9.117	
Schulbildung	8.729	9.146
Ventrikelfunktion	8.596	
Manuelle / nicht manuelle Tätigkeit	5.782	

Die Tabelle zeigt die 13 von insgesamt 32 Variablen, bei denen bei der univariaten Analyse eine statistische Signifikanz zwischen Wiederarbeitenden und Nichtarbeitenden errechnet wurde. Bei der multivariaten Analyse, die nur solche Variablen berücksichtigt, welche eigenständig zur Lösung der statistischen Fragestellung beitragen, zeigen sich 5 Variable als statistisch relevant. Diese repräsentieren den Grad der Koronarsklerose bzw. Myokardischämie (Ischämiefaktor), den Grad der Herzvergrößerung als Maß der myokardialen Schädigung durch die Herzinfarktnarbenausdehnung (Myokardfaktor) sowie den Grad der Schulbildung (Bildungsfaktor).

Ein ähnlich prognostisches Vorgehen bei der beruflichen Wiedereingliederung von Herzinfarktpatienten im Rahmen der Höhenrieder Längsschnittstudie, begonnen im Jahre 1971 noch vor der Ära invasiver diagnostischer Untersuchungsmethoden beim Herzinfarkt, hatte Angster (1) durch Berücksichtigung klinischer „good risk"- bzw. „bad risk"-Gruppen vorgeschlagen und deren Bestätigung in einer 4-Jahres-Nachuntersuchung nachgewiesen.

IV. 3. Die berufliche Wiedereingliederung von Frauen nach Herzinfarkt

IV. 3.1. Häufigkeit der Anschlußheilbehandlung bei Frauen nach Herzinfarkt

Das Literaturstudium über die Häufigkeit weiblicher Herzinfarkte zeigt, daß der Sexualquotient Frauen/Männer in großen Herzinfarktpatientenkollektiven etwa bei 0,3 liegt. Das heißt, daß fast ein Drittel des Herzinfarktpatientengutes in Akutkrankenhäusern aus Frauen besteht. Auch etwa ein Drittel der Arbeitnehmer in der Bundesrepublik Deutschland sind Frauen. Es ist deshalb sehr verwunderlich, daß in der Literatur über Herzinfarktpatienten in der Rehabilitation fast ausschließlich über männliche Kollektive berichtet wird und die Erwähnung der Frauen ausgesprochen spärlich ist (61).

Studien über Herzinfarktpatientenkollektive der 60er Jahre zeigten übereinstimmend, daß in der Bundesrepublik Deutschland der Gipfel der Herzinfarkthäufigkeit bei den Frauen zwischen dem 65. und dem 69. Lebensjahr lag. Es gab praktisch keine Patientinnen, die jünger waren als 45 Jahre und sich noch nicht in der Menopause befanden. Demgegenüber liegt das mittlere Lebensalter der Patientinnen in den wenigen Studien über Frauen in der kardiologischen Rehabilitation zwischen 48 und 53 Jahren. Dies hängt zwar einerseits mit dem Auswahlsystem der Rentenversicherungsträger zusammen, erhärtet aber auch die in den letzten Jahren gemachten Erfahrungen, die im internationalen Schrifttum wiedergegeben werden, einer zunehmenden Herzinfarktmorbidität jüngerer Frauen (66). 20 % der Patientinnen eines eigenen Kollektivs in der Herzinfarktrehabilitation waren jünger als 45 Jahre und hatten einen intakten Menstruationszyklus. In der unlängst publizierten Hamburger Infarkt-Nachsorgestudie, die insgesamt ein ähnliches Geschlechts- und Altersverteilungsmuster aufwies wie die Studien aus den 60er Jahren, fanden sich 7,6 % Herzinfarktpatientinnen unter 45 Jahren (70, 71). Die Zunahme der Herzinfarktletalität jüngerer Frauen, die in den letzten 12 Jahren um etwa 50 % angestiegen ist, gibt zur Besorgnis Anlaß, und die bislang gültige Auffassung, daß Frauen vor der Menopause von ischämischen Herzerkrankungen weitgehend verschont werden, ist korrekturbedürftig.

Offensichtlich ist aus bisher nicht näher untersuchten Gründen die Zahl der Frauen, die in eine vom Rentenversicherungsträger eingeleitete Anschlußheilbehandlung nach Herzinfarkt kommen, sehr viel geringer, als es ihrem prozentualen Anteil am Akutkrankengut entsprechen würde. In eigenen mehrjährigen Verlaufsbeobachtungen der medizinischen und beruflichen Rehabilitation nach Herzinfarkt liegt das Verhältnis Frauen zu Männer bei 1 zu 20, das heißt nur 5 % der Rehabilitanden waren Frauen. Bei dem hohen Anteil von Frauen in angestellter Position in Büroberufen fällt insbesondere bei den Versicherten der BfA der niedrige Prozentsatz von Frauen in Anschlußheilbehandlung nach Herzinfarkt auf (73). Es wird offensichtlich auch in der Literatur als normal empfunden, wenn über den geringen prozentualen Anteil der Frauen in größeren Herzinfarktpatientenkollektiven nicht gesondert berichtet wird, sondern die Frauen bestenfalls in diesen Kollektiven aufgehen, wenn sie nicht überhaupt vorher ausgesondert werden. Über das medizinische und berufliche Schicksal nach stationärer Rehabilitation von Frauen mit Herzinfarkt wird ebenfalls nur in wenigen Arbeiten berichtet – auch dabei mehr im Zusammenhang mit den Analysen von wesentlich größeren Männerkollektiven. Die meisten Arbeiten beschäftigen sich auch hier hauptsächlich mit männlichen Herzinfarktpatienten (1, 2, 23, 38, 73).

Bei der Frage der Ätiologie des Herzinfarkts junger Frauen müssen der Einfluß oraler Kontrazeptiva in Verbindung mit der Zunahme des weiblichen Zigarettenkonsums sowie ernährungsbedingte Fettstoffwechselstörungen und die Hypertonie besonders berücksichtigt werden. Von den unter oraler Antikonzeption stehenden Frauen sind insbesondere die Raucherinnen herzinfarktgefährdet. Wir konnten nachweisen, daß die Frauen den Männern in der prozentualen Häufigkeit des Zigarettenrauchens, der Jahressumme der Raucheranamnese und der täglichen Stückzahl des Zigarettenkonsums vor Eintritt des Herzinfarktes nicht wesentlich mehr nachstehen. Daß auch die psychosozialen Belastungen vor dem Herzinfarkt im Berufsleben und im Familienleben im Sinne einer Doppelbelastung eine Rolle spielen, kann aus unseren Untersuchungen bisher nur vermutet werden; eine weitere Überprüfung dieses Zusammenhanges ist dringend geboten (66). Standen noch in den 60er Jahren bei Herzinfarktpatientinnen die altersbedingten arteriosklerotischen Veränderungen, der Diabetes mellitus und die Hypertonie beim Vergleich mit männlichen Herzinfarktkollektiven ganz im Vordergrund der Ätiologie des Herzinfarkts, so müssen wir heute davon ausgehen, daß bei den jüngeren Frauen ein ähnliches Risikofaktorenprofil mit massivem Nikotinabusus, psychosozialem Stress, Fehlernährung und Übergewicht sowie Bewegungsmangel vorzufinden ist wie bei den männlichen Herzinfarktpatienten.

IV. 3.2. Faktoren, welche die berufliche Wiedereingliederung beeinflussen

Wir haben eine Vergleichsuntersuchung über die berufliche Wiedereingliederung von Frauen und Männern durchgeführt (66). Während bei den Männern, wie in der Untersuchung von Samek et al. (51), die Ausbildung zum Industriearbeiter mit 55,7% den Hauptanteil ausmacht, ist diese Zahl bei den Frauen mit 6,7 % gering. Dafür steht bei den Frauen die Ausbildung zum kaufmännischen bzw. Büroberuf mit 73,3 % weit im Vordergrund gegenüber 34,7 % bei den Männern. Der Anteil der akademischen Ausbildung ist für beide Kollektive gleich gering. Bei den Frauen besteht eine größere Gruppe ohne Berufsausbildung als bei den Männern (Abb. 34).

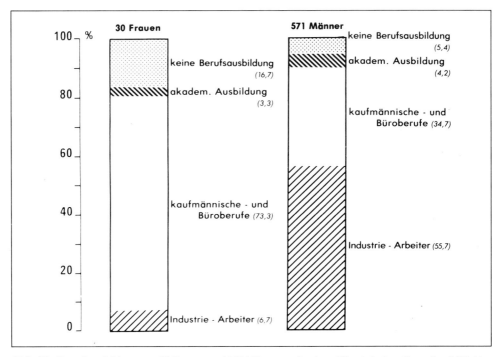

Abb. 34 Berufsausbildung von 30 Frauen und 571 Männern, die einen Herzinfarkt erlitten [nach Weidemann, H. u. J. Finberg (66)]

Die prozentuale Aufteilung der Berufsgruppenzugehörigkeit bei Eintritt des Herzinfarkts steht bei beiden Kollektiven in enger Beziehung zur Berufsausbildung. Den Hauptanteil des Frauenkollektivs machen die Angestellten aus, während der Anteil der Arbeiterinnen gering ist. Bei den Männern halten sich Arbeiter und Angestellte die Waage. Leitende Positionen sind in beiden Kollektiven entsprechend der Berufsausbildung zu kleinen Prozentsätzen vertreten. Bei den Frauen fällt ein hoher Prozentsatz auf, der keine Berufstätigkeit mehr ausübt und eine Anschlußheilbehandlung nach Herzinfarkt über den § 184a RVO bewilligt bekommen hat. Auch der Anteil der Altersrentnerinnen ist deutlich höher (Abb. 35).

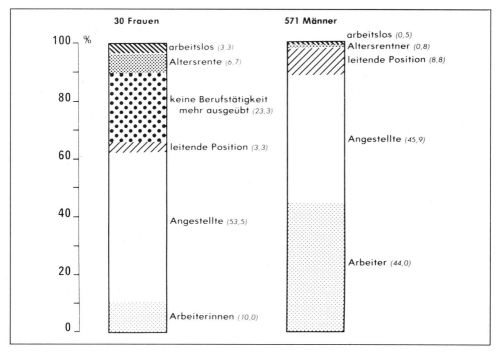

Abb. 35 Berufsgruppenangehörigkeit bei Eintritt des Herzinfarkts bei 30 Frauen und 571 Männern [nach Weidemann, H. u. J. Finberg (66)]

Bei den Frauen haben bereits bei Eintritt des Herzinfarktes 30 % nicht oder nicht mehr beruflich gearbeitet bzw. schon Altersrente bezogen. 36,7 % erhielten nach dem Herzinfarkt nach abgeschlossenem Rehabilitationsverfahren Erwerbsunfähigkeitsrente und 33,3 % wurden beruflich wiedereingegliedert. Berücksichtigt man jedoch die Nichtberufstätigen und Altersrentnerinnen für diese Berechnung nicht, sondern geht von dem Kollektiv aus, das bei Eintritt des Herzinfarkts in einem Arbeitsverhältnis stand, so wurden davon 48 % wieder beruflich eingegliedert und 52 % berentet. Bei den Männern hingegen wurden 63,1 % der Patienten nach Anschlußheilbehandlung beruflich wiedereingegliedert, ein Prozentsatz, der in der Größenordnung anderer Untersuchungsergebnisse liegt (1, 2, 23, 38, 73). Die Nichtberücksichtigung der 0,8 % bereits bei Eintritt des Herzinfarkts Altersrente beziehenden Patienten erhöht diesen Prozentsatz auf 63,8 % (Tab. 6).

Entsprechend der Häufigkeit des Büroangestelltenberufes konnten bei den beruflich wiedereingegliederten Frauen 70 % die alte Arbeit in vollem Umfang wieder aufnehmen. Nur 10 % mußten auf einen leichteren Arbeitsplatz umgesetzt werden, dies entspricht dem Prozentsatz der Arbeiterinnen. Bei den Männern konnten fast 40 % die alte Arbeit in vollem Umfang wieder aufnehmen, knapp 25 % konnten dies nur mit Einschränkung. Umschulungen zu einem neuen Beruf wurden nur bei 5 % der männlichen Herzinfarktpatienten nötig, eine Größenordnung, die auch in anderen Arbeiten gefunden wurde (39, 65) (Abb. 36).

Tabelle 6 Erwerbssituation nach Anschlußheilbehandlung [nach Weidemann, H. u. J. Finberg (66)]

Erwerbssituation von 30 Herzinfarktpatienten nach AHB bei Nachuntersuchung (1–3 J.)				Erwerbssituation von 571 Herzinfarktpatienten (Männer) nach AHB bei Nachuntersuchung (1–3 J.)		
	n=	%			n=	%
Wieder gearbeitet	10	33,3 %	(48 %)	Wieder gearbeitet	360	63,1 % (63,8 %)
Arbeitslos geworden	—	—		Arbeitslos geworden	33	5,8 %
Erwerbsunfähigkeitsrente	11	36,7 %	(52 %)	Erwerbsunfähigkeitsrente	136	23,8 %
Altersrente (bereits bei Eintritt des Herzinfarkts)	2	6,7 %		Altersrente	27	4,7 %
Nicht berufstätig (bereits bei Eintritt des Herzinfarkts)	7	23,3 %		Nicht tätig	15	2,6 %

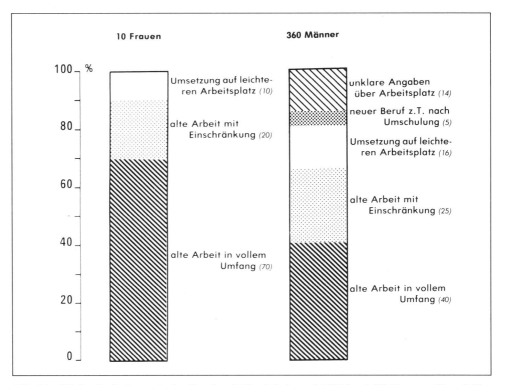

Abb. 36 Wiedereingliederung in den Beruf nach Herzinfarkt und AHB [nach Weidemann, H. u. J. Finberg (66)]

Der zeitliche Verlauf der Wiedereingliederung in das Berufsleben nach AHB ergab sich wie in Tabelle 7 dargestellt. 80 % der Frauen und 52,2 % der Männer, die wieder arbeiteten, nahmen danach innerhalb eines halben Jahres nach Herzinfarkt die Arbeit wieder auf.

Tabelle 7 Zeitliche Wiedereingliederung in den Beruf nach Herzinfarkt [nach Weidemann, H. u. J. Finberg (66)]

Monate nach dem Herzinfarkt											
	2	3	4	5	6	7	8	9	10	11	12 u. >
Frauen			20 %	20 %	40 %	10 %	10 %				
Männer	1,8 %	6,6 %	10,1 %	15,8 %	17,9 %	10,4 %	8,7 %	7,5 %	4,2 %	3,6 %	13,4 %

IV. 3.3. Belastbarkeits- und Leistungsunterschiede zwischen koronarkranken Frauen und Männern

Während im Prinzip über die unterschiedliche körperliche Leistungsfähigkeit von gesunden Männern und Frauen sowohl bei Untrainierten als auch bei Trainierten Klarheit besteht, ist ein Mangel an Daten über die geschlechtsbedingten Leistungsunterschiede bei Frauen mit koronarer Herzkrankheit nicht zu übersehen gewesen. Wir haben Untersuchungsergebnisse vorlegen können (67), nach denen der Unterschied der symptomlimitierten ergometrischen Belastbarkeit zwischen Männern und Frauen in der Bewegungstherapie nach Herzinfarkt rund 30 % beträgt und damit in der gleichen Größenordnung liegt, die aus der Literatur für weibliche Normalpersonen und männliche Normalpersonen zu erwarten ist (Abb. 37). Diese absolut gerechneten Unterschiede müssen für die Arbeitsbelastbarkeit und in der Bewegungstherapie nach Herzinfarkt berücksichtigt werden bzw. es muß mit körpergewichtsbezogenen Belastungswerten belastet werden, um die Sexualdifferenz wieder auszugleichen. Auf das Kilogramm Körpergewicht bezogen ist die Leistungsfähigkeit genauso wie beim Gesunden auch beim Herzinfarktkranken gleich (Tabelle 8).

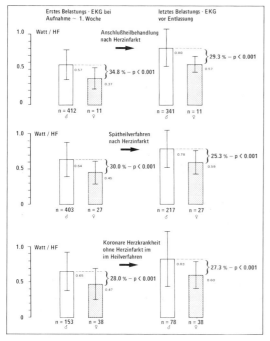

Abb. 37 Vergleich des symptomlimitierten maximalen Watt-Pulses zwischen drei Frauen- und Männergruppen [nach Weidemann, H. et al. (67)]

Tabelle 8 Vergleichszahlen der absoluten und relativen (körpergewichtsbezogenen) durchschnittlichen Trainingsbelastungen (Fahrradergometer) in der letzten Therapiewoche. HF = Herzfrequenz, n. s. = nicht signifikant [nach Weidemann, H. et al. (67)]

	Anschlußheilbehandlung nach Herzinfarkt				Spätheilverfahren nach Herzinfarkt				koronare Herzkrankheit ohne Herzinfarkt			
	Watt	$\frac{Watt}{HF}$	$\frac{O_2}{HF}$	$\frac{Watt}{kg\ Körpergewicht}$	Watt	$\frac{Watt}{HF}$	$\frac{O_2}{HF}$	$\frac{Watt}{kg\ Körpergewicht}$	Watt	$\frac{Watt}{HF}$	$\frac{O_2}{HF}$	$\frac{Watt}{kg\ Körpergewicht}$
n =	10	10	10	10	23	23	23	23	32	32	32	32
Frauen mit »normaler Herzfunktion« und »abnormer Ventrikelfunktion«	49	0,46	7,5	0,78	50	0,40	8,3	0,78	58	0,53	9,2	0,9
Prozentualer Unterschied zwischen Frauen und Männern	23% $P<0,001$	34% $P<0,001$	30% $P<0,001$	9% n.s.	20% $P<0,005$	38% $P<0,001$	19% $P<0,005$	2% n.s.	18% $P<0,005$	24% $P<0,001$	17% $P<0,005$	0% ∅
Männer mit »normaler Herzfunktion« und »abnormer Ventrikelfunktion«	64	0,70	10,7	0,85	62	0,65	10,2	0,80	71	0,70	11,1	0,9
n =	252	252	252	252	170	170	170	170	54	54	54	54

V. Die berufliche Wiedereingliederung von Patienten nach aorto-koronarer Bypass-Operation

V. 1. Häufigkeit und Zeitpunkt der Wiederaufnahme der Arbeit

Es fällt auf, daß im Vergleich insbesondere mit den anglo-amerikanischen Staaten in der Bundesrepublik Deutschland die Wiederaufnahme der Erwerbstätigkeit nach aorto-koronarer Bypass-Operation deutlich geringer ist. In jenen Ländern erreichen zwischen 60 und 85 % der Patienten postoperativ wieder die Arbeitsfähigkeit (3, 26, 30, 36, 44). Diese Ergebnisse lassen sich aber nicht ohne weiteres auf bundesrepublikanische Verhältnisse übertragen, da die Sozialsysteme sehr unterschiedlich sind. Nach Gleichmann et al. (19) liegt es auch mit Sicherheit nicht an einer schlechten herzchirurgischen Versorgung in der Bundesrepublik Deutschland, da die durchschnittlichen Operationsergebnisse in der Bundesrepublik zweifelsfrei dem internationalen Stand entsprächen. In erster Linie sei die unterschiedliche Sozialgesetzgebung und die unterschiedliche finanzielle Absicherung im Krankheitsfall dafür verantwortlich zu machen. In deutschen Untersuchungen liegt die Häufigkeit der Wiederaufnahme der Berufstätigkeit nach einer aorto-koronaren Bypass-Operation zwischen 25 % bis 56,2 % (4, 6, 57).

In einer Nachuntersuchung von Blümchen et al. (6) finden sich die niedrigsten Prozentangaben für die berufliche Wiedereingliederung nach aorto-koronarer Bypass-Operation. Von 314 Patienten waren 18 Monate nach der Entlassung aus der Rehabilitationsklinik erst 25 % beruflich wiedereingegliedert, während 20 % pensioniert waren und bei der hohen Zahl von 55 % das berufliche Schicksal noch ungewiß war, weil sie noch krankgeschrieben waren. Die Unterscheidung in Arbeiter, Angestellte und Selbständige ergab bei Arbeitern mit 61 % Arbeitsunfähigen und 27 % Wiedereingegliederten die gleiche Situation. Sogar bei den Selbständigen waren noch 43 % nach 18 Monaten arbeitsunfähig und nur 43 % wiedereingegliedert. Da eine Abhängigkeit zur postoperativen Arbeitstoleranz nicht bestand, folgern die Autoren, daß die limitierenden Faktoren für dieses negative Wiedereingliederungsergebnis im Sozialversicherungssystem, in der mangelnden Motivation des Patienten zur Wiederaufnahme der Arbeit und in der hohen Arbeitslosenrate in der Bundesrepublik Deutschland zu sehen sind. Aus der Studie geht nicht hervor, ob eine systematische berufliche Wiedereingliederung durch entsprechende Rehabilitationsfachkräfte bei diesen Patienten durchgeführt wurde. Es wird jedoch darauf hingewiesen, daß bei über 50jährigen von den Versicherungsträgern offensichtlich eher eine Pensionierung ausgesprochen worden sei als der Vorschlag einer beruflichen Wiedereingliederung. In einer Studie von Benesch et al. (4) an 191 Patienten haben nur 21 % der untersuchten Arbeiter gegenüber 57 % der Angestellten und 78 % der Selbständigen zum Untersuchungszeitpunkt nach durchschnittlich 22 Monaten postoperativ die Arbeit wieder aufgenommen. Die Wiedereingliederung stand in keinem Zusammenhang mit den objektiven postoperativen Untersuchungsergebnissen. Die Autoren sind der Auffassung, daß das Kollektiv keinen erkennbaren Vorteil hinsichtlich der beruflichen Wiedereingliederung durch die Rehabilitation in ihrem Zentrum hatte. Über Maßnahmen einer gezielten beruflichen Rehabilitation durch Rehabilitationsfachkräfte werden keine Angaben gemacht. Gleichmann et al. (19) fanden 1 Jahr nach aorto-koronarer Bypass-Operation 49 % der Patienten wieder erwerbstätig. Bei Arbeitern waren es 26 %, bei Angestellten 70 %, bei Beamten 54 % und bei Selbständigen 75 %. Operierte unter 55 Jahren nahmen im Durchschnitt zu 58 % die Erwerbstätigkeit wieder auf.

In einer neuen Studie über das soziale Schicksal nach Bypass-Operation vergleichen Gleichmann et al. (19a) die Operationsjahrgänge 1974/75/76 ihres Patientengutes mit den Operationsjahrgängen 1981/82. Nach aorto-koronarer Bypass-Operation hat die Wiederaufnahme der Erwerbstätigkeit (Gesamtzahl) von 49 % in 1974/75 auf 41 % in 1981/82 abgenommen. Diese Daten stehen im Widerspruch zur subjektiven Befindlichkeit der Patienten, da diese sich 1974/76 zu 53 % gebessert fühlten, 1981/82, wahrscheinlich infolge des verbesserten Revaskularisationsgrades, jedoch zu 78 %. Obwohl nach objektiven und subjektiven Kriterien durch die Operation eine größere Verbesserung der Leistungsfähigkeit bei diesen Patienten im Vergleich zu konservativ behandelten erreicht werden konnte (309 Operierte, 650 konservativ Behandelte), waren entgegen den Erwartungen der Kardiologen und Kardiochirurgen bypass-operierte Patienten weniger häufig beruflich wiedereingegliedert worden als konservativ behandelte Patienten.

V. 2. Faktoren, welche die Wiedereingliederung beeinflussen

Beurteilung und Bewertung bypass-operierter Patienten bezüglich Belastbarkeit und Berufsfähigkeit können prinzipiell durch die gleichen klinischen, morphologischen und funktionsdiagnostischen Kriterien erfolgen, die für Patienten mit koronarer Herzkrankheit allgemein angegeben werden, das heißt, die operierten Patienten unterschieden sich hierin nicht von anderen nicht-operierten Patienten mit koronarer Herzkrankheit.

Die berufliche Wiedereingliederung nach aorto-koronarer Bypass-Operation hängt im wesentlichen von folgenden Faktoren ab (12, 18a, 19, 19a, 21, 57, 59):
– objektive Belastbarkeit und Angina-pectoris-Symptomatik des Patienten nach der Operation,
– Alter des Patienten,
– jeweilige psychosoziale Konstellation im Beruf und Ausmaß körperlicher Belastung am Arbeitsplatz nach der Operation,
– allgemeine Faktoren wie sozioökonomische Verhältnisse am Wohnort (Arbeitsmarkt) und Krankheitsdauer vor der Operation.

In der Regel kann davon ausgegangen werden, daß Patienten mit einer beschwerdefreien und ohne pathologische Meßwerte einhergehenden ergometrischen Belastbarkeit von 75 Watt und mehr im Alltagsleben im wesentlichen nicht limitiert sind und beruflich allen Schreibtisch- und Bürotätigkeiten sowie zahlreichen manuellen Tätigkeiten nachgehen können. Die relativ guten Ergebnisse über Beschwerdefreiheit und körperliche Leistungsfähigkeit über viele Jahre sowie die der Normalbevölkerung weitgehend entsprechenden Überlebenskurven nach aorto-koronarer

Bypass-Operation (20, 21) ließen auch hohe und konstante berufliche Wiedereingliederungsraten erwarten. Der Prozentsatz der Wiedereingliederung in das Berufsleben nach aorto-koronarer Bypass-Operation schwankt jedoch in den Angaben der Literatur oft erheblich und hängt offenbar ebenso häufig von beschäftigungspolitischen Faktoren und unterschiedlich gehandhabten versicherungsrechtlichen Kriterien ab wie von den objektiven Meßwerten postoperativer Leistungsfähigkeit und Belastbarkeit (4, 6, 18a, 19a).

Schnellbacher et al. (57) konnten in einer Studie zeigen, daß es durch eine systematische beruflich-rehabilitive Betreuung gelingen kann, bereits in der frühen postoperativen Phase einen deutlich höheren Prozentsatz von Patienten wieder relativ problemlos an ihren bisherigen Arbeitsplatz einzugliedern, wobei in der Regel die Wiederaufnahme der Arbeit in der 8. bis 12. postoperativen Woche erfolgen kann. Von 778 zwischen 1973 und 1978 operierten Patienten mit aorto-koronarer Bypass-Operation konnten 56,2 % wieder arbeiten, 43,8 % mußten berentet werden. Die Analyse der verschiedenen Altersgruppen zeigt Tabelle 9.

Tabelle 9 Analyse der Berufstätigkeit bei 778 Patienten, welche in den Jahren 1973 bis 1978 operiert wurden, unterteilt in Patienten über und unter dem 56. Lebensjahr sowie nach der Berufstätigkeit (blue bzw. white collar). Mittlere Beobachtungszeit: 29,2 Monate. [nach Schnellbacher, K. et al. (57)]

	Gesamt kollektiv	Patienten ≥ 56 J.	Patienten ≤ 55 J. gesamt	blue collar = Arbeiter	white collar = Angestellte
Patienten	778	313	465	233	232
in einem Arbeitsverhältnis	56,2 %	39,3 %	67,5 %	58,4 %	76,7 %
davon zur Zeit krank geschrieben	(11,2 %)	(8,6 %)	(12,9 %)	(15,0 %)	10,8 %
berentet	43,8 %	60,7 %	32,5 %	41,6 %	23,3 %

Es ergibt sich also, daß mit zunehmendem Alter die berufliche Wiedereingliederung postoperativer Patienten schwieriger wird, vor allem, wenn Patienten die Altersruhegrenze bald erreicht haben. Patienten mit einer leichten körperlichen Anforderung im Beruf lassen sich leichter wieder in das Berufsleben eingliedern als Patienten mit einer körperlich belastenden Tätigkeit. So waren in dieser Untersuchung bei körperlich nicht arbeitenden Patienten postoperativ 76,7 % wieder in einem Arbeitsverhältnis gegenüber 58,4 % der körperlich manuell arbeitenden Patienten.

Wesentlich aufschlußreicher für die Beurteilung, ob eine aorto-koronare Bypass-Operation als Rehabilitationsmaßnahme erfolgreich war, ist gegenüber der alleinigen Beurteilung der postoperativen beruflichen Wiedereingliederung die Langzeitbeobachtung über viele Jahre. Während der Effekt einer verbesserten angina-pectoris-freien Arbeitstoleranz über mehrere Jahre von einer Reihe von Autoren beschrieben wurde (12, 18, 26, 69) konnten Gohlke et al. (21) in einer Studie an 467 Koronarpatienten aus einem bundesweit gestreuten Einzugsgebiet die Korrelation zwischen verbesserter Arbeitstoleranz und aufrecht erhaltener beruflicher Arbeit über 5 Jahre zeigen. Hatte die gleiche Arbeitsgruppe (Gohlke et al. 20) in einer vorangegangenen Studie bereits nachweisen können, daß die Verbesserung der Arbeitstoleranz, der Hämodynamik und der Ergometerbelastung und der ischämischen ST-Streckenveränderungen im Belastungs-EKG mit dem Grad der Revaskularisation korrelieren, so konnte sie jetzt zeigen, daß auch die Wiedereingliederung in den Arbeitsprozeß in enger Abhängigkeit zur maximalen Arbeitstoleranz stand. Die Werte für das Gesamtkollektiv in Tabelle 10 zeigen, daß es über 5 Jahre zu einem hochsignifikanten bleibenden Verbesserungsgrad der maximalen Arbeitstoleranz, der angina-pectorisfreien Arbeitstoleranz und des maximalen Produkts aus Herzfrequenz und Blutdruck unter Belastung kam. Steinrücken (59), der die berufliche Wiedereingliederung von 560 unter 60jährigen männlichen postoperativen Patienten untersuchte, fand bei 58,6 % eine berufliche Wiedereingliederung, bei 27,3 % eine postoperative Berentung und bei 14,1 % bereits eine präoperative Berentung. Durch logistische Regression identifizierte er 5 Haupteinflußfaktoren für die berufliche Wiedereingliederung nach aorto-koronarer Bypass-Operation: postoperative Arbeitstoleranz, Alter bei der Operation, sozialer Status, Revaskularisationsgrad und die postoperative Angina-pectoris-Symptomatik. Bei manuell Arbeitenden zeigte sich zusätzlich eine Beeinflussung der Arbeitsfähigkeit durch den postoperativen Ventrikelzustand.

Tabelle 10 Belastungstests vor und 1–5 Jahre nach Bypass-Operation [nach Gohlke, H. et al. (21)]

	präop.	postop.				
Zeit:		1 Jahr	2 Jahre	3 Jahre	4 Jahre	5 Jahre
n:	467	467	359	274	274	91
max. Belastung in Watt	62 ± 34	91 ± 34*	88 ± 37*	86 ± 37*	85 ± 38*	87 ± 43*
Anginafreie Bel. in Watt	40 ± 33	86 ± 42*	75 ± 46*	69 ± 49*	61 ± 49*	69 ± 52*
HF x BD mm Hg x 10^2/min	186 ± 52	237 ± 69*	245 ± 65*	238 ± 66*	231 ± 62*	236 ± 67*

*$p < 0.0005$, Mittelwerte ± 1 SD

In der Untersuchung von Gohlke et al. (21) kam es bei gleicher präoperativer Ausgangslage, auch hinsichtlich des Gefäßstatus und der Hämodynamik, bei der Unterscheidung im Arbeiter und Angestellte zur Darstellung einer unterschiedlichen postoperativen maximalen Arbeitstoleranz sowohl unmittelbar postoperativ als auch im 5-Jahres-Verlauf (Abb. 38). Dies hatte Rückwirkungen auf die Wiedereingliederung in den Beruf. Sowohl Arbeiter als auch Angestellte mit einer postoperativen Arbeitstoleranz über 125 Watt wurden zu fast 80 % beruflich wiedereingegliedert. In Abhängigkeit von der geleisteten maximalen Belastungsstufe nahm dann der Prozentsatz der Wiedereingliederung für beide Gruppen signifikant ab. Auch der Leistungsunterschied beider Gruppen schlug sich in der Art nieder, daß die Arbeiter prozentual seltener beruflich wiedereingegliedert wurden als Angestellte.

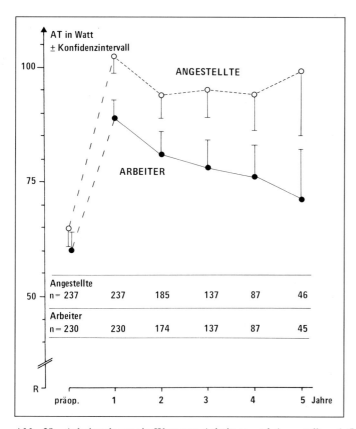

Abb. 38 Arbeitstoleranz in Watt von Arbeitern und Angestellten 1–5 Jahre nach Bypass-Operation [nach Gohlke, H. et al. (21)]

Im 5-Jahres-Vergleich (Abb. 39) ergibt sich eine relativ konstante Berufstätigkeit für die Arbeiter zwischen 40 und 50 %, für die Angestellten jedoch zwischen 60 und 70 %. Entsprechend fallen die Prozentsätze für Berentung bei den Arbeitern deutlich höher aus als bei den Angestellten. In der gleichen Arbeit konnte auch die Feststellung zahlenmäßig erhärtet werden, daß die berufliche Wiedereingliederung erheblich davon abhängt, wie lange vor der Operation der Patient bereits arbeitsunfähig krank war. Patienten, die länger als 1 Jahr präoperativ nicht gearbeitet hatten, wurden nur in einem sehr geringen Prozentsatz wiedereingegliedert (Abb. 40).

Die beruflich-soziale Rehabilitation nach aorto-koronarer Bypass-Operation soll mit dazu beitragen, daß der operierte Koronarkranke wieder in seinem bisherigen oder einem anderen Beruf tätig sein kann und damit vor einem vorzeitigen Ausscheiden aus dem Berufsleben und dem damit teilweise verbundenen erheblichen sozialen Problem bewahrt werden kann. Im Interesse dieser Zielsetzung können Berufstherapeuten, Rehabilitationsberater und Ärzte in der Rehabilitation zusammen wirken, worüber eine Analyse von Greinacher und Otto (22) berichtet. Sie untersuchten das Kollektiv eines Operationsjahrganges von 104 Patienten. Bei allen Patienten

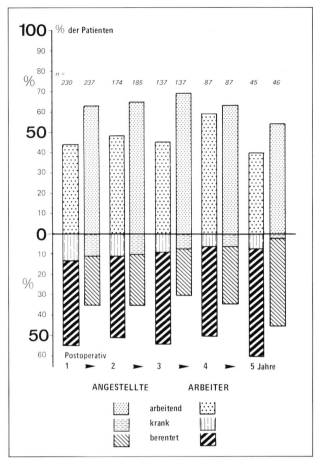

Abb. 39 Beschäftigungsstatus von Arbeitern und Angestellten 1–5 Jahre nach Bypass-Operation [nach Gohlke, H. et al. (21)]

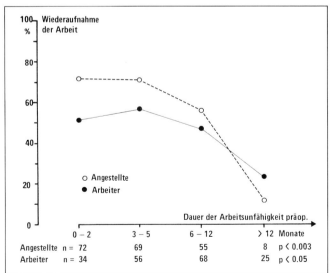

Abb. 40 Wiederaufnahme der Arbeit nach Bypass-Operation in Abhängigkeit von der präoperativen Arbeitsunfähigkeitsdauer [nach Gohlke, H. et al. (21)]

des Kollektivs wurden während der postoperativen Rehabilitation durch eine ausführliche Arbeits- und Berufsanalyse die Daten der beruflich-sozialen Situation einschließlich der sozialen, berufsbildenden und tätigkeitsbezogenen Merkmale durch ein standardisiertes Interview erhoben (s. Kapitel II. 4.). Damit konnte das Risiko fehlerhafter Angaben durch die Patienten und die Gefahr unsachgemäßer Interpretation beruflicher Anforderungsarten weitgehend vermieden werden. Sofern bereits vor der Operation eine Veränderung der beruflich-sozialen Situation aufgrund der Koronarerkrankung eingetreten war, wurde sie rückblickend nach der gleichen Methode erfaßt. Nach Ablauf eines Jahres postoperativ wurden im Rahmen einer stationären Nachuntersuchung die gleichen Daten erneut erhoben. Betrachten wir uns die berufliche Situation der potentiell rehabilitationsfähigen Patienten, also derjenigen, die vor der Operation noch nicht Rentner waren, so ergab sich folgendes Bild in Abb. 41. 61 % dieser Patienten waren postoperativ wieder arbeitsfähig in einem Arbeitsverhältnis, wobei sie die Arbeit im Durchschnitt 4,7 Monate nach der Operation wieder aufgenommen haben. 12 % waren ebenfalls in einem Arbeitsverhältnis, jedoch noch weiterhin arbeitsunfähig geschrieben.

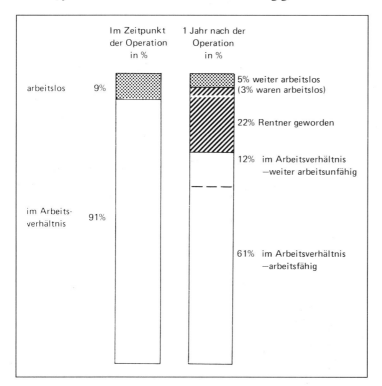

Abb. 41 Situation der vor der Operation erwerbsfähigen Patienten [nach Greinacher, W. u. R. Otto (22)]

Aufgrund der kardiologischen postoperativen Belastungsbeurteilung und der gleichzeitig durchgeführten anamnestischen Arbeitsplatzanalysen wurden in Abhängigkeit von den Befunden von der Rehabilitationskommission (bestehend aus Arzt,

Rehabilitationsberater, Berufstherapeut und Vertreter des Versicherungsträgers und des Arbeitsamtes) Arbeitsplatzerleichterungen vorgeschlagen. In welchem Maße dies während der Wiedereingliederung in die Tat umgesetzt wurde, ergab sich aus den folgenden Darstellungen (Abb. 42 und Abb. 43). Durch innerbetriebliche Umsetzung und Entlastung der bisherigen Tätigkeit konnte bei 47 % der wieder

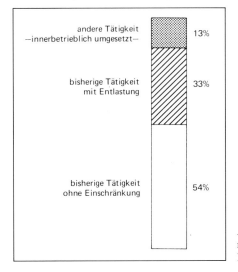

Abb. 42 Veränderungen in der beruflichen Tätigkeit nach Bypass-Operation n = 48 [nach Greinacher, W. u. R. Otto (22)]

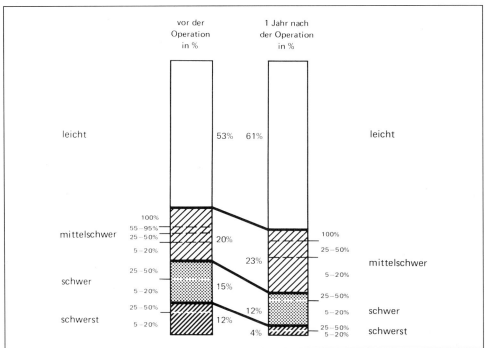

Abb. 43 Erleichterung des Schweregrads der Arbeit nach Bypass-Operation [nach Greinacher, W. u. R. Otto (22)]

arbeitsfähigen Bypass-Operierten die körperliche Belastung zu niedrigeren Schweregradbereichen und innerhalb der einzelnen Bereiche wiederum zu niedrigeren Prozentstufen, das heißt Zeitanteilen an der gesamten Arbeitszeit, hin verändert werden. In keinem Fall war ein Betriebswechsel notwendig geworden, das heißt, alle Patienten wurden weiter beim bisherigen Arbeitgeber beschäftigt.

Weitere Entlastungen bestanden darin, daß keine Überstunden mehr gearbeitet wurden, keine Schichtarbeit und keine Akkordarbeit mehr geleistet wurde; auch wurde eine Erleichterung des Aufgabengebietes durch Delegation oder durch neue Aufgabenverteilung erreicht.

Wurden die Patienten in Arbeiter (blue collar) und Angestellte (white collar) unterteilt und zwar nach arbeitsrechtlichen Stellungen bzw. Unterscheidungsmerkmalen der Berufe, so ergaben sich 36 % Arbeiter und 64 % Angestellte. Eine Einteilung des Gesamtkollektivs aufgrund der Schweregrade körperlicher Belastung nach der anamnestischen Arbeitsplatzanalyse ergab jedoch 52 % mittelschwere bis schwere Arbeit und nur 48 % leichte Arbeit. Eine Unterscheidung von Berufstätigkeiten nach dem Grad der körperlichen Belastung sollte deshalb immer von einer arbeitsanalytischen Erfassung ausgehen, weil es sonst zu erheblichen Fehlinterpretationen und falschen Empfehlungen bei der beruflichen Wiedereingliederung von Patienten mit aorto-koronarer Bypass-Operation kommen kann.

Zusammenfassend lassen sich hinsichtlich der Wiedereingliederung nach aorto-koronarer Bypass-Operation somit folgende Schlußfolgerungen herausstellen:

1. Wenn eine systematische prä- und postoperative Erfassung funktioneller und hämodynamischer Daten, die ihrerseits mit den morphologischen Parametern eng korrelieren, in eine direkte Beziehung zu arbeitsplatzanalytischen und berufsanalytischen Daten gesetzt werden, ist eine individuelle berufliche Wiedereingliederung der Patienten möglich, und zwar an einem Arbeitsplatz, der der postoperativen Belastbarkeit und Leistungsfähigkeit des Patienten entspricht. Die in den zitierten Untersuchungen gefundenen Korrelationen zwischen Arbeitstoleranz und beruflicher Wiedereingliederung nach aorto-koronarer Bypass-Operation basieren auf einem solchen Vorgehen. Dieses Vorgehen, das auch als umfassende kardiologische und beruflich-soziale Rehabilitation bezeichnet werden kann, hat zur Folge, daß der medizinische Operationserfolg nach aorto-koronarer Bypass-Chirurgie einen hoch signifikanten Einfluß auf die berufliche Wiedereingliederungsrate hat, der über viele Jahre bestehen bleibt.

2. Erfolgt keine postoperative Synopsis kardiologischer und arbeitsplatzanalytischer Daten, so ergeben die aus der Literatur zitierten Arbeiten aus der Bundesrepublik Deutschland auch keine signifikante Korrelation zwischen Operationserfolg und beruflicher Wiedereingliederung. Im Zusammenhang damit kommt es auch zu niedrigeren prozentualen Wiedereingliederungsraten. Das dürfte jedoch in erster Linie ein arbeitsmethodisches Problem der einzelnen Arbeitskreise sein und nicht ein Problem der Arbeitsmarktlage und der sozialen Sicherung, da alle zitierten deutschen Arbeiten Ende der 70er Jahre unter gleichen sozioökonomischen Verhältnissen entstanden sind.

3. Die relativ hohen Prozentzahlen beruflicher Wiedereingliederung nach aortokoronarer Bypass-Operation in Ländern, denen ein Netz sozialer Sicherung wie in der Bundesrepublik Deutschland fehlt, lassen sich unseres Erachtens nicht in dem Sinne zum Vergleich heranziehen, daß man danach die Meinung vertreten könnte, in der Bundesrepublik Deutschland wurden zu viele Patienten unnötigerweise oder ungerechtfertigterweise zu Erwerbsunfähigkeitsrentnern. Die Beurteilungskriterien für eine Erwerbsunfähigkeitsrente nach aorto-koronarer Bypass-Operation oder Herzinfarkt sind eindeutig. Bei einer klaren Konzeption der Rehabilitation nach diesen Ereignissen werden sie auch zweifelsfrei befolgt, wie das Literaturstudium zeigen kann. Für die zitierten ausländischen Ergebnisse muß im Gegenteil bemerkt werden, daß sicher viele Patienten auch mit einer Belastbarkeits- und Leistungseinschränkung, die nach unseren Kriterien zur Erwerbsunfähigkeitsrente führen würde, nach der Operation weiter arbeiten müssen, um unter Aufopferung ihrer letzten psychischen und körperlichen Reserven ihren Lebensunterhalt zu verdienen.

V. 3. Die berufliche Wiedereingliederung nach Koronarangioplastie (PTCA)

Schon wenige Jahre nach ihrer Einführung wird heute die perkutane transluminale Koronarangioplastie für ausgewählte Patienten mit Angina pectoris und koronarer Eingefäßerkrankung als Therapie der ersten Wahl bezeichnet (29a, 31a, 59a). Mehrjährige Erfahrungen an einigen tausend Patienten hinsichtlich der Beurteilung des Akut- und Langzeiterfolges liegen vor. Es wurde jedoch bisher nur eine Vergleichsstudie über Koronarangioplastie versus aorto-koronarer Bypass-Operation im Hinblick auf funktionelles Resultat und berufliche Wiedereingliederung publiziert. Stürzenhofecker et al. (59a) untersuchten zwei Kollektive, welche hinsichtlich Alter und Geschlecht, Koronargefäßbefall, maximaler Ergometerleistung, Angina-pectoris-Symptomatik und ischämischen EKG-Veränderungen bei Belastung sowie Füllungsdruckanstieg und Herzförderleistung unter Belastung statistisch vergleichbar waren. Es handelte sich um 100 Patienten mit Bypass-Operation und 99 Patienten mit PTCA bei koronarer Eingefäßerkrankung (Tabelle 11). Die Funktionsdiagnostik mit Einschwemmkathetermessungen nach PTCA wurde schon eine Woche danach durchgeführt, nach Bypass-Operationen jedoch erst acht Wochen postoperativ. Die niedrigere maximale Ergometerleistung der PTCA-Gruppe gegenüber der operierten Gruppe wird in erster Linie auf den frühen Belastungszeitpunkt und damit fehlenden Trainingseffekt der ersteren zurückgeführt, in zweiter Linie auf das Vorhandensein von Reststenosen in dilatierten Gefäßen. Beide Argumente werden auch zur Erklärung der höheren Zahl von Patienten nach PTCA mit noch vorhandener ischämischer ST-Senkung und des höheren mittleren $PCP_{max.}$ herangezogen. Die Häufigkeit von Bypass-Verschlüssen im ersten Jahr nach der Operation lag mit 10 % auf vergleichbarer Höhe mit der Häufigkeit von 12 % Rezidivstenosen nach Angioplastie.

Tabelle 11 Funktionsdiagnostik nach PTCA-Op. [nach Stürzenhofecker, P. et al. (59a)]

	PTCA (1 Wo. nach PTCA)		Bypass-Operation (8 Wo. nach Op.)
Maximale Ergometerleistung (Watt)	$89 \pm 3{,}5$	$P < 0{,}05$	$99 \pm 3{,}0$
Angina pectoris bei max. Belastung (n)	23		16
ST-Senkung $\geq 0{,}1$ mV (n)	25		19
PCP max. (mm Hg)	21 ± 1	$p < 0{,}01$	18 ± 1
HMV max. (l/min)	$15{,}0 \pm 0{,}4$		$15{,}6 \pm 4$
		n.s.	

Die berufliche Situation nach den Eingriffen wird in Tabelle 12 wiedergegeben. In der PTCA-Gruppe waren nach 5 Wochen 43 Patienten wieder berufstätig, davon ein Viertel in Berufen mit körperlicher Belastung. 14 Patienten war vom Hausarzt noch längere Schonung verordnet worden, obwohl 12 von diesen ein ausgezeichnetes PTCA-Ergebnis aufwiesen. Hier zeigt sich noch eine erhebliche Unsicherheit der behandelnden Ärzte im Umgang mit Patienten nach PTCA. Die Aufschlüsselung der Altersstruktur der 18 nach PTCA berenteten Patienten zeigt, daß ein Drittel älter als 60 Jahre und zwei Drittel älter als 58 Jahre waren. Bei 9 dieser 18 Patienten war zudem die Dilatation nicht erfolgreich, 3 hatten eine notfallmäßige Bypass-Operation. 2 weitere eine spätere elektive Bypass-Operation und 2 eine bedeutsame Zweiterkrankung.

Die maximale Arbeitstoleranz der berenteten Gruppe lag mit 66 Watt weit unter der Gesamtgruppe.

Tabelle 12 Berufliche Situation zum Zeitpunkt der Befragung. [nach Stürzenhofecker, P. et al. (59a)]

	PTCA 8/1983 n = 80	Bypass-Operation 1981 n = 88
Berufstätig	43 71 %	52 = 59 %
nach Schonung	14	—
Berentet **vor**	5	11
Berentet **nach**	18	25

VI. Modell einer unter sozialmedizinischen Gesichtspunkten bestmöglichen Rehabilitation im Hinblick auf die berufliche Wiedereingliederung

Die Möglichkeiten der Rehabilitation eines Patienten in einer Rehabilitationseinrichtung hängen selbstverständlich von den finanziellen und personellen Möglichkeiten der Einrichtung ab. Hier soll am Beispiel eines modellartigen Rehabilitationszentrums für Herz- und Kreislaufkranke, welches auf eine 10jährige Erfahrung zurückgreifen kann, die Organisation der Rehabilitation erläutert werden. Herausragende Bedeutung für alle rehabilitiven Maßnahmen hat die kardiologische Diagnostik und zwar sowohl für die kardiologische Therapie als auch für die soziale und berufliche Rehabilitation und deren prognostische Chancen. Ein Patient wird in der Rehabilitationsklinik unter der Federführung eines Stationsarztes von einem Team von Ärzten untersucht und behandelt, dem speziell ausgebildete Fachkräfte für Krankengymnastik und Bewegungstherapie und Ernährungsberatung zur Seite stehen. Darüberhinaus muß das Ärzteteam sich dessen bewußt sein, daß eine wirksame, auf Dauer gefestigte medizinische Rehabilitation nur in Verbindung mit einer sorgfältig vorbereiteten sozialen und beruflichen Rehabilitation möglich ist. Diese setzt neben dem Einsatz entsprechend fachlich ausgebildeter Rehabilitationsberater die Möglichkeit des Einsatzes von Psychologen, Arbeitspädagogen (Berufstherapeuten) und Arbeitsphysiologen voraus. Diese arbeiten in einem Rehabilitationsteam eng mit den Ärzten der Klinik zusammen. Die regelmäßige, gemeinsame Bearbeitung von Problemfällen mit Fachkräften der Arbeitsverwaltung (regionale Arbeitsämter) und der Rehabilitationsträger (Rentenversicherungsanstalten) in einer „Rehabilitations-Kommission" ermöglicht eine umfassende Anwendung aller gesetzlich gegebenen Möglichkeiten der Rehabilitation für jeden einzelnen koronarkranken Patienten.

Im einzelnen hat das Rehabilitations-Team folgende Aufgaben zu bewältigen: Erhebung einer ausführlichen Sozial- und Berufsanamnese, Abklärung aller Versicherungsanwartschaften, Information über Voraussetzungen und Möglichkeiten von Rehabilitationsmaßnahmen, Einleitung weiterer notwendiger Rehabilitationsmaßnahmen und Wiedereingliederungsmaßnahmen im Beruf.

Jeweils auf dem Boden des kardiologisch diagnostizierten Leistungsniveaus des einzelnen Patienten müssen im Einzelfall gemeinsam vom Ärzteteam und vom Rehabilitations-Team folgende Fragen bedacht und gegebenenfalls bearbeitet werden: Feststellung der verbliebenen Leistungsfähigkeit am Ende der stationären Rehabilitation, anamnestische Berufs- und Arbeitsplatzanalyse, Arbeitsplatzsicherung, Einhaltung regelmäßiger Arbeitszeiten, Befreiung von Spitzenbelastungen, Befreiung von Schichtarbeit, behindertengerechte Einrichtung des Arbeitsplatzes, Umsetzung im gleichen Betrieb, Anlernung im gleichen Betrieb mit Anlernzuschuß, Neuvermittlung nach Schwerbehindertensonderprogramm, Neuvermittlung mit Anlernzuschuß, Berufsfindung – Arbeitserprobung – Berufsvorbereitung – Berufsförderung, berufliche Anpassung durch Fortbildungsseminare, psychologische Begabungstests, Umschulung im Berufsförderungswerk mit Examen, Umschulung im Betrieb.

Die Zusammenstellung ergibt also eine weitgefächerte Aufgabenstellung, die beträchtlich über das hinausgeht, was Sozialdienste üblicherweise in Kliniken zu leisten haben.

Katamnestische Erhebungen des Fachbereiches Rehabilitations-Beratung dieses Zentrums ergeben aufschlußreiche Einblicke in die Rehabilitations-Planungsarbeit, welche für jeden Patienten geleistet werden muß, um dessen adäquate Wiedereingliederung in Gesellschaft und Beruf nach Abschluß der stationären Rehabilitationsmaßnahme zu gewährleisten (65). Von 16 868 Herzpatienten (die Zahl umfaßt neben dem Haupt-Kontingent Koronarkranker auch alle übrigen kardiologischen Erkrankungen), die das Zentrum von 1972 bis 1978 aufsuchten, wurden 16 172 Patienten durch die Rehabilitations-Beratung erfaßt. 11 724 (72,5 %) Patienten kehrten danach an den bisherigen Arbeitsplatz zurück. Bei 4448 Patienten (27,5 %) ergaben sich berufliche Probleme. 675 Patienten (4,2 %) wurden unmittelbar Rentner wegen Erwerbsunfähigkeit, 2007 Patienten (12,4 %) konnten mit Einschränkung an den bisherigen Arbeitsplatz und 1766 Patienten (10,9 %) mußten als Problemfälle zur Vorstellung in der Rehabilitations-Kommission ausgewählt werden (Abb. 44).

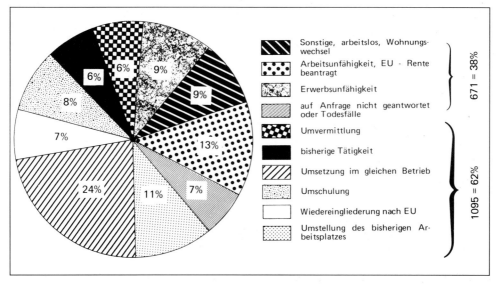

Abb. 44 Rehabilitationsberatung und berufliche Wiedereingliederung bei 16 868 Herzpatienten [nach Müller, F. in Weidemann, H. (65)]

1095 Patienten (62 %) dieses Kollektivs konnten danach unter Mithilfe der Kommission und des Fachbereichs Berufstherapie und berufliche Förderung Arbeitsplätze unter besonderen Bedingungen vermittelt werden. Die Aufgabe dieses Fachbereichs besteht darin, eine berufliche Eingliederung mit Maßnahmen der Eignungs- und Belastungserprobung, der Arbeitstherapie und der beruflichen Förderung zu unterstützen. Hierüber hat Otto (41) eine Darstellung gegeben. Das in dem Rehabilitationszentrum entwickelte und praktizierte Konzept der beruflich-sozialen Eingliederungshilfen geht von nachfolgenden Grundprinzipien aus:

1. Die berufs- und werkstherapeutischen Hilfen werden frühzeitig, das heißt bei Erkennen des Problems angeboten.
2. Bei Problemen der beruflichen Neuorientierung können sich berufsfördernde Leistungen nahtlos an die medizinische Rehabilitationsphase anschließen.
3. Berufliche Rehabilitationsleistungen sind keine isolierten Maßnahmen. Sie sind vielmehr Bestandteil einer umfassenden Rehabilitation, an der in kooperativer Zusammenarbeit alle Fachdienste vom Arzt bis zum Berufstherapeuten mitarbeiten.

An einem Kollektiv von 319 Patienten, welche von 1977 bis 1979 der Rehabilitations-Kommission wegen besonderer beruflicher Problematik vorgestellt worden sind, hat Otto (40) eine Nachuntersuchung anhand der Rücklaufmeldungen der Bundesanstalt für Arbeit durchgeführt. Bei allen 319 Patienten wurden wegen beruflicher Problematik die obengenannte Rehabilitations-Kommission unter Vorsitz eines Mitarbeiters der Bundesanstalt für Arbeit zusammengerufen und deren Beratungsergebnisse dem heimatlichen Arbeitsamt zur weiteren Veranlassung übergeben. Das Rehabilitationszentrum erhielt nach abgeschlossenen Eingliederungsbemühungen über die Bundesanstalt für Arbeit Kenntnis vom Eingliederungserfolg oder -mißerfolg. Es handelt sich um 293 Männer und 26 Frauen. Mit 284 Patienten nahmen die koronaren Herzkrankheiten den Hauptanteil des Erkrankungsgutes ein. Abb. 45 gibt den Eingliederungserfolg und die Altersstruktur wieder. In 53 % der Fälle erfolgte eine erfolgreiche Eingliederung, in 31,1 % ergab sich kein Eingliederungserfolg. Die besten Eingliederungschancen hatten Patienten zwischen 40 und 50 Jahren.

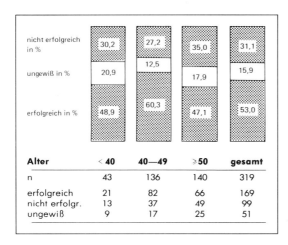

Abb. 45 Altersstruktur und Eingliederung [nach Otto, R. (40)]

Tabelle 13 vermittelt die Aufschlüsselung der Eingliederungsmaßnahmen bzw. den Grund der Nichteingliederung. Danach stehen die innerbetrieblichen Lösungen (Entlastung am Arbeitsplatz oder Umsetzung im Betrieb) im Fordergrund der Maßnahmen. Echte Umschulungen sind mit 4,1 % selten, was auch unsere eigenen Untersuchungen bestätigen (66).

Tabelle 13 Berufliche Eingliederung nach AA–Rückmeldung [nach Otto, R. (40)]

	Anzahl	%
Entlastung am Arbeitsplatz	42	13,2
Umsetzung im Betrieb	92	28,8
Um- und Neuvermittlung	22	6,9
Umschulung	13	4,1
erfolgreiche Eingliederung	169	53,0
arbeitslos	13	4,1
arbeitsunfähig krank	37	11,6
Rentenantrag bzw. -bezug	49	15,4
keine erfolgreiche Eingliederung	99	31,1
keine Reaktion	38	11,9
sonstiges	13	4,0
	51	15,9
gesamt	319	100

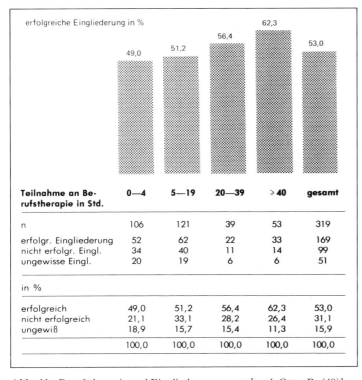

Abb. 46 Berufstherapie und Eingliederungsquote [nach Otto, R. (40)]

Die Untersuchung erforschte auch den Zusammenhang zwischen der Teilnahmeintensität an den Maßnahmen der Berufstherapie im Zentrum und der Eingliederungsquote (Abb. 46). Mit zunehmender Beteiligungsintensität an berufstherapeutischen Maßnahmen erhöhen sich zugleich die Eingliederungschancen deutlich.

Tabelle 14 zeigt die Eingliederungschancen in Abhängigkeit von der Rücklaufdauer der Meldung der Bundesanstalt für Arbeit. Es zeigt sich, daß berufliche Eingliederungsversuche umso erfolgreicher sind, je kürzer der Zeitraum zwischen der Rehabilitations-Kommissionssitzung im Zentrum und der erfolgten Eingliederung ist. Je länger sich die Verhandlungen hinausziehen, umso mehr gehen die Eingliederungschancen zurück.

Tabelle 14 Eingliederungserfolg in Abhängigkeit von Rücklaufdauer (in %) [nach Otto, R. (40)]

	< 1/2 Jahr n = 158	> 1/2 Jahr n = 161
erfolgreiche Eingliederung	62,7	43,5
nicht erfolgreiche Eingliederung	25,9	36,0
arbeitsunfähig	11,4	11,8
Rentenantrag	13,9	16,8
arbeitslos	0,6	7,4
ungewisse Eingliederung	11,4	20,5
gesamt	100,0	100,0

VII. Die Einstufung von Koronarkranken nach dem Schwerbehindertengesetz

Die Einstufung von Herzinfarktpatienten und Herzoperierten nach dem Schwerbehindertengesetz hat keinen unmittelbaren Zusammenhang mit der beruflichen Wiedereingliederung oder der Einleitung eines Rentenverfahrens. Mittelbar bietet sie dem Koronarkranken jedoch eine Reihe von Vergünstigungen gegenüber dem Gesunden, auf die an dieser Stelle eingegangen werden soll.

Im Jahre 1974 wurde in der Bundesrepublik ein Gesetz zur Sicherung der Eingliederung Schwerbehinderter in Arbeit, Beruf und Gesellschaft, das sogenannte Schwerbehindertengesetz, eingeführt. Es bildet die Grundlage für die Feststellung einer Behinderung, einer Minderung der Erwerbsfähigkeit sowie aller weiteren gesundheitlichen Voraussetzungen für die Inanspruchnahme von Vergünstigungen für Behinderte (z. B. Bereitstellung eines Arbeitsplatzes für Behinderte; Kündigungsschutz bei bestimmten Voraussetzungen; Steuervergünstigung bei bestimmten Voraussetzungen u. a.). Die Begutachtung für das Vorliegen einer Behinderung soll nach Willen des Gesetzgebers nach einheitlichen wissenschaftlich fundierten Beurteilungsrichtlinien erfolgen, die die verschiedenen Auswirkungen der zahlreichen Behinderungsarten angemessen und in einer sachgerechten Relation zueinander berücksichtigen. Hierfür hat das Bundesministerium für Arbeit und Sozialordnung „Anhaltspunkte für die ärztliche Begutachtung Behinderter nach dem Schwerbehindertengesetz" herausgegeben (Rauschelbach und Pohlmann (43a)).

Wegen der Überschneidungsmöglichkeiten mit Begriffen aus der gesetzlichen Rentenversicherung, die wir in der Rehabilitation täglich benützen, sei hier kurz auf die im Schwerbehindertengesetz gebräuchlichen Begriffe „Behinderung" und „Minderung der Erwerbsfähigkeit, MdE" eingegangen. Als Behinderung ist jeder regelwidrige körperliche, geistige und seelische Zustand anzusehen, der nicht nur vorübergehend besteht und eine MdE bedingt. Regelwidrig ist der Zustand, der von dem für das Lebensalter typischen abweicht. Als nicht nur vorübergehend gilt ein Zeitraum von mehr als 6 Monaten.

Der Begriff MdE bezieht sich nicht nur auf die Auswirkungen einer Behinderung im allgemeinen Erwerbsleben. Die MdE ist ein Maß für die Auswirkungen eines Mangels an funktioneller Intaktheit, also für einen Mangel an körperlichem, geistigem oder seelischem Vermögen. Die MdE gibt damit den Grad der Behinderung wieder. Die MdE ist unabhängig vom ausgeübten oder angestrebten Beruf.

Eine besondere Beeinträchtigung in dem ausgeübten Beruf ist nicht gesondert zu berücksichtigen. Die Anerkennung von Berufs- oder Erwerbsunfähigkeit durch einen Rentenversicherungsträger oder die Feststellung einer Dienst- oder Arbeitsunfähigkeit erlaubt keine Rückschlüsse auf den Grad der MdE, genauso wie umgekehrt die MdE nach dem Schwerbehindertengesetz nicht identisch ist mit der Erwerbsunfähigkeit in der gesetzlichen Rentenversicherung, die ihrerseits vom Grad der MdE unabhängig ist. Dies führt in der Rehabilitationspraxis immer wieder zu Mißverständnissen und muß unbedingt beachtet werden.

Für die Bemessung der MdE nach dem Schwerbehindertengesetz ist weniger die Art einer Herz- oder Kreislaufkrankheit maßgeblich, als die je nach dem vorliegenden Stadium des Leidens unterschiedliche Leistungseinbuße. Elektrokardiographische Abweichungen allein gestatten in der Regel keinen Rückschluß auf die Leistungseinbuße. Auswirkungen des Leidens auf andere Organe (z. B. Lungen, Leber, Gehirn, Nieren) sind zu beachten.

Die in den oben angeführten Anhaltspunkten aufgeführte Skala der Minderung der Erwerbsunfähigkeit (MdE) für Herz- und Kreislaufschäden sei im folgenden wiedergegeben:

1. ohne wesentliche Leistungsbeeinträchtigung 0 – 20 %
   (bei Ergometrie Beschwerdefreiheit und
   unveränderte Meßdaten bis 125 W)
2. mit Leistungsbeeinträchtigung bei stärkerer 30 – 40 %
   Belastung (bei Ergometrie Beschwerdefreiheit
   und unveränderte Meßdaten bis 75 W)
3. mit Leistungsbeeinträchtigung bereits bei leichter 50 – 80 %
   Belastung, zeitweilig Dekompensationserscheinungen
   (bei Ergometrie Beschwerdefreiheit und unveränderte
   Meßdaten bis 50 W)
4. mit Leistungsbeeinträchtigung bereits in 80 – 100 %
   Ruhe, langdauernde Dekompensationserscheinungen.

Nach Herzoperationen ist eine Heilungsbewährung abzuwarten von im allgemeinen 3 Jahren. Während dieser Zeit ist eine MdE um mindestens 50 % anzunehmen. Anschließend ist die MdE entscheidend von der verbliebenen Leistungsbeeinträchtigung abhängig. Bei Herzklappenprothesen ist auch die bleibende MdE nicht niedriger als 50 % zu bewerten. Gleiches gilt in der Regel nach Aneurysmaresektion und koronarchirurgischen Eingriffen. Auch nach einem Herzinfarkt ist die MdE-Bewertung vor allem von der verbliebenen Leistungsbeeinträchtigung abhängig. Daneben ist in den ersten 3 Jahren nach dem Herzinfarkt eine Heilungsbewährung abzuwarten. Während dieser Zeit ist auch bei relativ geringer Leistungsbeeinträchtigung eine MdE von mindestens 50 % anzunehmen.

In der Rehabilitationsberatung von Herz- und Kreislaufkranken während der stationären Rehabilitationsmaßnahme ist der Patient in jedem Falle auf die gesetzlich für ihn bestehenden Möglichkeiten des Schwerbehindertengesetzes hinzuweisen und darüber zu informieren.

VIII. Die Berentung des Koronarkranken wegen Erwerbsunfähigkeit

VIII. 1. Der gesetzliche Grundsatz: Rehabilitation vor Rente.

Im Zuge der Rentenreform des Jahres 1957 wurden nach dem Zweiten Weltkrieg die ersten gesetzlichen Neuregelungen für die Rehabilitation geschaffen. Der Grundsatz „Rehabilitation vor Rente", der die Rehabilitationsmaßnahmen der gesetzlichen Rentenversicherungsträger in Deutschland seit dem Reichsgesetz über die Invaliditäts- und Altersversicherung von 1889 begründete, blieb bestehen.

Rehabilitationsmaßnahmen erhält ein Versicherter über seine Rentenversicherung finanziert, „wenn seine Erwerbsfähigkeit gefährdet oder gemindert ist und durch diese Maßnahmen erhalten, wesentlich gebessert oder wiederhergestellt werden kann".

Neu hinzu kam nun neben der medizinischen Rehabilitation die berufliche Rehabilitation als zusätzliche Aufgabe der Rentenversicherungsträger.

Das Rehabilitationsangleichungsgesetz aus dem Jahre 1974 paßte die Rehabilitationsmaßnahmen der Rentenversicherungsträger und der übrigen Sozialleistungsträger, welche Rehabilitationsmaßnahmen durchführen, einander an und ermöglichte insbesondere einen nahtlosen Übergang der Kostenträgerschaft der Krankenkassen auf die Rentenversicherungsträger im Falle der Rehabilitation als Anschlußheilbehandlung (AHB).

Rehabilitationsmaßnahmen erbringen folgende Institutionen: Gesetzliche Krankenversicherung (KV), gesetzliche Rentenversicherung (RV), gesetzliche Unfallversicherung (UV), Kriegsopferversorgung und -fürsorge (KOV/KOF), Bundesanstalt für Arbeit (BA) und Sozialhilfe (SH). Für gezielte Ingangsetzung von Rehabilitationsmaßnahmen ist der behandelnde Arzt zuständig (Klinikarzt, Hausarzt, Facharzt usw.), für die medizinische Begutachtung am Ende von Rehabilitationsmaßnahmen mit Erfolgsbeurteilung und Prognosestellung der Rehabilitationsarzt. Der Arzt hat damit eine zentrale Position inne im sozialmedizinischen Sinne innerhalb des Systems der medizinischen Rehabilitation. Durch ihn werden praktisch alle Aktivitäten zur Rehabilitation initiiert, und über ihn laufen alle weiteren Maßnahmen bis zur Wiedereingliederung des Patienten in Familie, Gesellschaft und Beruf. Medizin allein aus dem Blickwinkel der kurativen Medizin zu betreiben, hieße heutzutage ärztliches Handeln ohne sozialmedizinische Verantwortung durchzuführen. Deswegen ist es für jeden Arzt unumgänglich, sich mit den wichtigsten Grundlagen der heute durch Gesetz geregelten Rehabilitationsmaßnahmen vertraut zu machen, um sie in der täglichen Praxis beherrschen und anwenden zu können.

Das Gesetz über die Angleichung der Leistungen zur Rehabilitation, welches seit dem 1. Oktober 1974 in der Bundesrepublik in Kraft ist, erbrachte insbesondere für die Kardiologie eine deutliche organisatorische Vereinfachung und Verbesserung des gesamten Rehabilitationsverfahrens. Sein Ziel ist die Verbesserung der Rechte und der Hilfe für Behinderte, und es regelt die Maßnahmen und die Leistungen zur Rehabilitation sowie die Zuständigkeit der Kostenträgerschaft und die Durchführung durch die verschiedenen Institutionen.

Durch dieses Gesetz wurde auch die Verpflichtung zur vertraglichen Regelung zwischen den Bundesverbänden der Krankenkassen und der kassenärztlichen Bundesvereinigung neu eingeführt, nach der festgelegt wurde, unter welchen Voraussetzungen und auf welche Art und Weise von den behandelnden Ärzten Behinderungen an die Krankenkassen mitzuteilen sind. Der Kassenarzt in Praxis und Klinik ist verpflichtet, einen Behinderten über die Möglichkeiten der medizinischen, berufsfördernden und ergänzenden Leistungen zur Rehabilitation zu beraten.

Er hat über das Mitteilungsverfahren nach § 368 RVO jedoch auch die Möglichkeit, einen Behinderten an die Krankenkassen direkt zu verweisen, die dann ihrerseits die Beratung über den zuständigen Rehabilitationsleistungsträger sowie über die Organisation der Rehabilitationsmaßnahmen und deren zeitliche Planung durchführen können.

Somit ist heute ein lückenloses Rehabilitationsverfahren für jeden behinderten Patienten möglich, welches im Akutkrankenhaus beginnt und schließlich mit der Reintegration des Behinderten in Familie, Beruf und Gesellschaft abgeschlossen werden kann. Aber auch danach bestehen heute zu einer lebenslangen rehabilitiven Weiterbetreuung durch Kontrolluntersuchungen und Beratungen, Teilnahme an speziellen Rehabilitationssportgruppen sowie Wiederholungsheilverfahren die entsprechenden gesetzlichen Grundlagen.

Als bisher letzte, die Rehabilitation in der Bundesrepublik Deutschland vereinfachende und harmonisierende Maßnahmen sind die sogenannten Gesamtvereinbarungen über einen Gesamtplan der Rehabilitation von großer praktischer Bedeutung. Seit dem 1. 7. 1978 ist eine zwischen den Rehabilitationsträgern unter Beteiligung der kassenärztlichen Bundesvereinigung getroffene Gesamtvereinbarung über den Gesamtplan der Rehabilitation in Kraft getreten, welcher bereits im Rehabilitationsangleichungsgesetz von 1974 als ein Instrument definiert worden war, mit dem ein Rehabilitationsverfahren zügig und nahtlos organisiert werden kann und mit welchem die zuständigen Sozialleistungsträger die notwendigen Maßnahmen aufeinander abstimmen können. Im Rahmen der oben erwähnten zentralen Position des Arztes im Gesamtplan der Rehabilitation muß es, insbesondere auch unter Berücksichtigung einer gut funktionierenden interdisziplinären Zusammenarbeit zwischen Ärzten, Rehabilitationsfachkräften und Psychologen, eine ärztliche Aufgabe sein und bleiben, den Patienten über seine Krankheit und das Ausmaß seiner Behinderung, die sich daraus ergibt, aufzuklären. Nur er kann ihn aufgrund seines medizinischen Fachwissens mit dem ärztlich notwendigen und psychologisch möglichen Höchstmaß an sachlicher Aufklärung über das Krankheitsbild versorgen. Nur er kann auf diese Weise die Mitarbeit des Patienten für den gesamten Rehabilitationsplan gewinnen, der heute vom Patienten ein weit höheres Maß an Eigenaktivitäten erfordert, als es in früheren Zeiten die Befolgung der Maßnahmen der rein kurativen Medizin von ihm verlangte.

Auf die medizinische Aufklärung folgt die rehabilitive Information des Patienten. Nachdem Art und Umfang der Behinderung erläutert wurden, muß nun die sachliche Aufzeichnung der Mittel und Wege stattfinden, welche zu einer optimalen Rehabilitation führen können. Hier nun beginnt der Einsatz des interdisziplinär arbeitenden Rehabilitationsteams, damit die Rehabilitation umfassend geplant, möglichst direkt begonnen und nahtlos durchgeführt werden kann. Der Arzt ist die integrierende Figur dieses Teams und besitzt als Informationsträger für den Behinderten das entscheidende Vertrauen.

Im Rahmen der kardiologischen Rehabilitation können drei Begutachtungsarten unterschieden werden, nachdem durch die oben beschriebenen gesetzlichen Regelungen Anschlußheilbehandlungen nach akuten Herzerkrankungen praktisch die Regel geworden sind:

1. Begutachtung der medizinisch-diagnostischen und sozialberuflichen Kriterien für die Einleitung einer Anschlußheilbehandlung (in älterem Sprachgebrauch auch sog. Frührehabilitation).
2. Begutachtung nach Ablauf sämtlicher stationärer Rehabilitationsmaßnahmen (Anschlußheilbehandlung; evtl. Herzoperation; evtl. einleitende beruflich-rehabilitive Maßnahmen) mit dem Ziel einer individuellen Wiedereingliederung in Familie, Gesellschaft und Beruf (gleicher Arbeitsplatz; Umsetzung auf einen adäquaten Arbeitsplatz; Umschulung durch Berufsförderung; Rente).
3. Falls 2. nicht mehr gegeben ist, Einleitung des Rentenverfahrens mit einer entsprechenden Beurteilung und Begutachtung.

In der speziellen Frage der Frühberentung wegen Erwerbsunfähigkeit ist Gercke (18b) der Auffassung, daß der behandelnde Arzt hier nur durch Übergabe von Befunden, Befundberichten, diagnostischen Untersuchungsergebnissen mit einer entsprechenden umfassenden Beurteilung quasi beratend tätig werden solle, aber nicht bestimmend im Sinne der Begutachtung. Jeder behandelnde Arzt sei überfordert, wenn er die Rechtsbestimmungen und die dazu ergangene, sehr umfängliche Rechtssprechung kennen sollte, geschweige denn sachverständig auf diesem Gebiet tätig werden sollte. Hier handele es sich um Aufgaben, die ausschließlich von qualifizierten Sozialmedizinern, besonders aus dem Bereich Sozial-, Renten- und Krankenversicherung, getätigt werden müßten. Auch Kaufmann (30a) ist der Auffassung, daß für die Frage medizinischer Rehabilitationsmaßnahmen alleine in der Regel keine derart differenzierte Beurteilung des Leistungsvermögens notwendig ist wie bei der Rentenbegutachtung und bei der Frage von Berufsförderungsmaßnahmen, bei welcher die Herausarbeitung eines möglichst exakten positiven und negativen Leistungsbildes für die richtige Entscheidung unumgänglich sei. Deshalb habe es sich als zweckmäßig erwiesen, derartige differenzierte Begutachtungen in spezialisierten Schwerpunktuntersuchungsstellen, wo nötig mit stationärer Beobachtung, durchführen zu lassen. Nach Kaufmann (30a) weisen die anspruchsvollen Ziele der Rehabilitation und die hierzu gesetzlich festgelegten Voraussetzungen der Begutachtungsmedizin heute höchst verantwortliche Aufgaben zu. Dies werde durch den Zwang zum optimalen Einsatz der nur beschränkt zur Verfügung stehenden Mittel der Solidargemeinschaft heute mehr denn je unterstrichen. Von der Beurteilung des Gutachters hänge maßgeblich die richtige Auswahl des richtigen Rehabilitanden für die richtigen Maßnahmen ab und damit weitgehend der Rehabilitationserfolg und die Vermeidung von Fehlleistungen.

VIII. 2. Kontraindikationen für die berufliche Wiedereingliederung des Koronakranken: Indikationen für die Berentung

Kontraindikationen für die Arbeitsaufnahme nach einem Herzinfarkt sind umgekehrt Indikationen für die Berentung. Auf diesen einfachen Nenner haben Halhuber und Krasemann (24a) eine der schwierigsten Fragen gebracht, die sich dem Arzt am Ende der Anschlußheilbehandlung (AHB) eines Patienten mit Herzinfarkt stellen können. Die Autoren zeigen mit der Unterteilung nach 6 klinischen Kriterien, daß dieselben Maßstäbe auch für den Zustand nach Bypass-Operation oder PTCA angelegt werden können.

1. Herzinsuffizienz in Ruhe bzw. bereits bei Alltagsbelastungen.
2. Bedeutende, therapeutisch nicht oder schlecht zu beeinflussende Herzrhythmusstörungen.
3. Klinisch, d. h. hämodynamisch bedeutsames Herzwandaneurysma.
4. Therapeutisch nicht oder schwer zu beeinflussende Koronarinsuffizienz (Angina pectoris).
5. Progrediente allgemeine Gefäßsklerose.
6. Zusätzliche Krankheiten, welche die Herz-Kreislaufbefunde im negativen Sinne beeinflussen und potenzieren.

Es gehörte zu den Aufgaben dieses Buches herauszuarbeiten, in welchem Umfang es heute möglich ist, für die berufliche Wiedereingliederung bzw. die Berentung eines Koronarkranken die klinischen Kriterien durch Meßergebnisse der Herzfunktionsdiagnostik zu untermauern. Deshalb wurde in den Kapiteln IV. 2., IV. 3., V. 2. und V. 3. in Grafiken und Tabellen auf die Gegenüberstellung von Meßdaten Wert gelegt, die eine berufliche Wiedereingliederung möglich machten oder eine Berentung zur Folge hatten. Im einzelnen wird hierzu noch einmal in Kapitel VIII. 3.3. Stellung genommen.

VIII. 3. Berufliche Wiedereingliederung nicht möglich: Der Weg in die Erwerbsunfähigkeitsrente

Der Weg eines erwerbsunfähig gewordenen Koronarkranken in die Frührente ist einer der schwersten Wege seines Lebens. Dabei scheint nach Untersuchungsergebnissen über die psychosoziale Situation von Frührentnern nach Herzinfarkt von Kerekjarto et al. (30b) die wirtschaftliche Situation des Rentners nicht das größte Problem zu sein, da die soziale Sicherung heute so weit fortgeschritten ist, daß wenigstens keine Notlagen mehr entstehen. Zu dem schlechten körperlichen Befinden kommen psychosoziale Probleme hinzu, deren Ausmaß zu vermuten war, jedoch durch die Untersuchung von Kerekjarto et al. (30b) erstmals nachgewiesen wurde. Als stärkste Aussage der nachuntersuchten 178 Frührentner empfinde ich die Angaben, daß zwar 89,4 % sich zu recht berentet sehen, daß aber 50 % lieber wieder arbeiten möchten. Die Arbeitsgruppe hatte unter anderem die Hypothesen aufgestellt, daß sich der Frührentner verstärkt seiner Familie zuwendet, was zu einer Verbesserung der familiären Beziehungen führen könne und daß er seine Hobbies und Nebentätigkeiten ausweitet, was zu einer sinnvolleren Gestaltung der vermehrten Freizeit führen könne.

Die Untersuchung zeigt jedoch, daß genau das Gegenteil eintritt. Die Männer werden aus ihrem vertrauten, ihnen Schutz und Selbstsicherheit gebenden Arbeitsmilieu plötzlich herausgerissen und können ihre vertraute Rolle nicht mehr weiterspielen. Die Trennung vom gewohnten sozialen Milieu führt zu starker Verunsicherung, zu sozialer Vereinsamung und zu starken Einbußen des Selbstwertgefühls. Verstärkte Zuwendung zum häuslichen Bereich und zur Familie führt keineswegs zu einer Verbesserung der Beziehungen. Bei 64,4 % kommt es nach der Berentung zu einer Verschlechterung der Eheverhältnisse, bei 80,1 % zu erheblicher Abnahme der sexuellen Beziehungen. Bei der Befragung über Freizeitaktivitäten fielen die negativen Darstellungen über Vereinsamung, Sinnlosigkeit und Ausweglosigkeit der Situation sehr stark auf. Die Frührentner fühlen sich zurückgesetzt und von der Gesellschaft im Stich gelassen. Selten schaffte es ein Frührentner durch Hobbies und durch verstärktes Engagement im persönlichen und sozialen Bereich seinen Tag in befriedigender Weise zu strukturieren. Möglicherweise schichtenspezifisch bedingt hatten die Befragten meist gar keine eigentlichen Hobbies. Sehr zu denken gibt schließlich die Aussage der Autoren, daß sich die Herzinfarkt-Frührentner auch in geistiger Hinsicht schlecht fühlen. Ohne Hoffnung und resigniert haben sie sich selbst aufgegeben und erwarten keine rechte Hilfe mehr. Sie warten regelrecht auf den Tod (30b).

VIII. 3.1. Die Altersstruktur der koronarkranken Rentner

In Kapitel I. 2. haben wir die Altersstruktur von 571 Herzinfarktpatienten in Anschlußheilbehandlung dargestellt. Aus dieser Publikation über die mehrjährige Verlaufsbeobachtung der medizinischen und beruflichen Rehabilitation von 571 Männern (Weidemann, H. und Finberg, J. (66)) wurden bisher unveröffentlichte Untersuchungsdaten über diejenigen Herzinfarktpatienten bearbeitet, für die am Ende der Anschlußheilbehandlung ein Rentenverfahren wegen Erwerbsunfähigkeit in die Wege geleitet worden war. Während die Häufigkeit des Herzinfarktauftretens in dieser Studie wie in zahlreichen anderen einen Gipfel zwischen dem 50. und 54. Lebensjahr aufweist, steigt die Häufigkeit des Eintritts des Rentenfalles wegen Erwerbsunfähigkeit nach Herzinfarkt mit dem Lebensalter kontinuierlich an (Tabelle 15).

Hier spielt die in Kapitel II.1. mit Abb. 10b und Abb. 11 erläuterte alternsbedingte Abnahme des körperlichen Leistungsvermögens zusätzlich zu den kardiologisch-diagnostischen Befunden eine wesentliche Rolle für die ärztliche Beurteilung jedes einzelnen Patienten. Das Hauptkontingent der sogenannten Frührentner stellt damit die Gruppe im 5. Lebensjahrzehnt, was auch aus der Untersuchung von Kerekjarto, Krasemann und Maas (30b) über das Leben der Frührentner nach Herzinfarkt hervorgeht (Tabelle 16).

Tabelle 15 Altersstruktur von 136 zu Erwerbsunfähigkeitsrentnern gewordenen Herzinfarktpatienten aus einem Gesamtkollektiv von 571 Männern [bisher unveröffentlichte Zahlen aus Weidemann, H. u. J. Finberg (66)]

Altersgruppen (in Jahren)	Gesamtzahl	25–29	30–34	35–39	40–44	45–49	50–54	55–59	60–64	65–69	70–
Herzinfarktpatienten pro Altersgruppe	571	2	5	20	49	110	152	124	90	18	1
Herzinfarktpatienten, die aus obigen Gruppen Erwerbsunfähigkeitsrentner wurden	136	–	–	1	3	9	29	43	50	1	–
Prozentsatz zu Erwerbsunfähigkeitsrentnern gewordener Herzinfarktpatienten je Altersgruppe	23,8 %	–	–	5 %	6,1 %	8,2 %	19,1 %	34,7 %	55,6 %	–	–

Tabelle 16 Altersstruktur von 178 zu Erwerbsunfähigkeitsrentnern („Frührentnern") gewordenen Herzinfarktpatienten bis zum 55. Lebensjahr [nach v. Kerekjarto, M., E. O. Krasemann u. G. Maas (30b)].

Altersgruppen (in Jahren)	Gesamtzahl	33–35	36–38	39–41	42–44	45–47	48–50	51–53	54–55
Herzinfarkt-Frührentner	178	3	6	3	1	19	26	66	50
Prozentanteil von 178		1,7	3,4	1,7	0,6	10,7	16,4	37,3	28,2

VIII. 3.2. Die Sozialstruktur der koronarkranken Rentner

In Kapitel IV. 2. erwies sich die körperliche Arbeit als einer der wesentlichen limitierenden Faktoren der beruflichen Wiedereingliederung. Umgekehrt bedeutet dies eine Überrepräsentation von ehemals körperlich arbeitenden Männern bei den Erwerbsunfähigkeitsrentnern nach Herzinfarkt. Diese Feststellung wird auch durch die Untersuchung von Kerekjarto et al. (30b) erhärtet und kann mit unseren eigenen Daten über Erwerbsunfähigkeitsrentner für ein repräsentatives Herzinfarktpatientenkollektiv untermauert werden (Tabelle 17).

Tabelle 17 Berufsgruppenzugehörigkeit von 136 zu Erwerbsunfähigkeitsrentnern gewordenen Herzinfarktpatienten aus einem Gesamtkollektiv von 571 Männern [bisher unveröffentlichte Zahlen aus Weidemann, H. u. J. Finberg (66)].

	Arbeiter	Angestellte	leitende Position	Arbeitslos/Altersrente
Berufsgruppenzugehörigkeit von 571 Männern bei Eintritt des Herzinfarkts	44 %	45,9 %	8,8 %	1,3 %
Berufsgruppenzugehörigkeit von 136 Männern aus obigem, Kollektiv, die Erwerbsunfähigkeitsrentner wurden	56 %	42 %	2 %	–

In direktem Zusammenhang damit steht auch die schichtenspezifische Unterteilung der Frührentner, wie sie von Kerekjarto et al. (30b) in Tabelle 18 wiedergegeben wird.

Tabelle 18 Schulbildung von 178 zu Erwerbsunfähigkeitsrentnern („Frührentnern") gewordenen Herzinfarktpatienten bis zum 55. Lebensjahr [nach v. Kerekjarto, H., E. O. Krasemann u. G. Maas (30b)].

Schulbildung	Gesamtzahl	Volksschule	Mittel- oder Berufsschule	Abitur	Hochschule	sonstige
Herzinfarkt-Frührentner	178	143	20	9	4	2
Prozentanteil von 178		80,8	11,3	5,1	2,3	0,5

VIII. 3.3. Die medizinischen Befunde vor Eintritt der Berentung des Koronarkranken

Im Kapitel III wurde auf die Problematik der speziellen diagnostischen Beurteilung der individuellen beruflichen Belastbarkeit des Koronarkranken eingegangen. Derjenige Arzt, der im konkreten Fall die Berentung eines Koronarkranken einzuleiten oder zu entscheiden hat, muß sich seiner großen Verantwortung bewußt sein. Es geht um die Erfassung eines negativen Leistungsbildes, dessen objektive Parameter stets am unteren, negativen Ende einer pathophysiologischen Skala abzulesen sein werden. Unabhängig von der Sorgfalt, die im psychosozialen Bereich eines Berentungsverfahrens an den Tag gelegt werden muß (Kapitel VI und VIII. 3.) verlangt die folgenschwere Entscheidung in jedem Einzelfall der Berentung eines Koronarkranken wegen Erwerbsunfähigkeit ein Höchstmaß an Objektivität und damit an Fachkenntnis des Arztes. Da dieses Buch als Leitfaden zu verstehen ist, muß auf vertiefende Lektüre hingewiesen werden (z. B. 48a; 58a; 64).

Für die Bearbeitung des Einzelfalls ist die vergleichende Betrachtung von größeren Kollektiven ein guter Weg, um zu einer objektiven Beurteilung unter Würdigung aller klinischen und funktionsdiagnostischen Parameter zu kommen. Je nach dem, welche diagnostischen Methoden eingesetzt worden sind, um die Entscheidung berufliche Wiedereingliederung oder Berentung treffen zu können, ergeben sich in den verschiedenen Kapiteln dieses Buches zahlreiche Vergleichsmöglichkeiten für die Argumentation. Auf sie soll an dieser Stelle nochmals ausdrücklich hingewiesen werden.

Hinsichtlich der Beurteilung des Ischämiefaktors finden sich Zusammenhänge zwischen Ergometrie und körperlicher Arbeit in Kapitel IV. 2., Abb. 27 und Abb. 28, in Kapitel V. 2., Abb. 38 und Tabelle 10 sowie in Kapitel V. 3., Tabelle 12.

Zusammenhänge zwischen Koronarangiographie und körperlicher Arbeit sind in Kapitel IV. 2., Abb. 31 und Abb. 32 wiedergegeben.

Hinsichtlich des Myokardfaktors wurden Zusammenhänge zwischen Herzgröße und körperlicher Arbeit in Kapitel IV. 2., Abb. 29 und Abb. 30 dargestellt.

Abschließend sollen die beiden bereits mehrfach zitierten retrospektiven Nachuntersuchungen an koronarkranken Frührentnern (30b und 66) hinsichtlich der symptomlimitierten Ergometrie-Abschlußuntersuchung in der Anschlußheilbehandlung analysiert werden. In einem Kollektiv von 178 Herzinfarktfrührentnern (30b) fanden sich unter anderem 31 Stenokardiefälle, 24 Herzwandaneurysmafälle, 17 Herzinsuffizienzfälle, 10 Arrhythmiefälle, 7 Kardiomegaliefälle und 3 Klappenrißfälle, was insgesamt zu einer erheblichen Reduktion der durchschnittlichen symptomlimitierten Ergometerleistung führte. 71 % der Patienten lagen unter der 80-Watt-Grenze, 93 % unter der 100-Watt-Grenze. Unsere eigenen Nachuntersuchungsdaten (Tabelle 19) ergaben bei 136 koronarkranken Erwerbsunfähigkeitsrentnern in 80,8 % eine symptomlimitierte Belastbarkeit von 50 Watt oder weniger. In dem Gesamtkollektiv, aus dem diese Patienten hervorgingen, konnten 48,6 % 75 Watt und mehr leisten.

Invasive Abklärungen durch Rechtsherzeinschwemmkatheter zur Feststellung des Grades einer Herzinsuffizienz wurden in 28 % durchgeführt (Ruheherzinsuffizienz 21,1 %; Belastungsherzinsuffizienz 36,8 %; abnorme Ventrikelfunktion 34,2 %; normale Meßwerte 7,9 %). Eine Koronarangiographie und Ventrikulographie wurden nur bei 7,4 % der Patienten durchgeführt.

Die Zusammenfassung aller klinischen Befunde und aller diagnostischen Untersuchungsergebnisse ermöglicht eine objektive Empfehlung für die berufliche Wiedereingliederung oder Berentung, wie sie in Kapitel IV. 2., Abb. 33 exemplarisch dargestellt werden konnte.

Tabelle 19 Höchste beschwerdefrei (ohne Angina pectoris – Dyspnoe – Rhythmusstörungen) geleistete Wattstufe während Ergometrie und Bewegungstherapie am Ende einer Anschlußheilbehandlung von 136 zu Erwerbsunfähigkeitsrentnern gewordenen Herzinfarktpatienten aus einem Gesamtkollektiv von 571 Männern [bisher unveröffentlichte Zahlen aus Weidemann, H. und J. Finberg (66)].

	0 Watt	25 Watt	50 Watt	75 Watt	100 Watt	über 100 Watt
571 Herzinfarktpatienten	3,3 %	14,2 %	33,9 %	29,8 %	15,2 %	3,6 %
136 Erwerbsunfähigkeitsrentner aus obigem Kollektiv	8,8 %	23,5 %	48,5 %	16,1 %	3,1 %	–

Literaturverzeichnis

1. Angster H: Herzinfarkt und adäquater Arbeitsplatz, ein wichtiges Nachsorgeproblem. Münch Med Wschr 116, 46: 2007 (1974).
2. Angster H, Glonner R: Medizinische und berufliche Rehabilitation Herzinfarktkranker durch umfassende Nachbetreuung. Hrsg. v. der Landesversicherungsanstalt Oberbayern.
3. Barnes GK, Ray MJ, Oberman A, Kouchoukos NT: Changes in working status of patients following coronary bypass surgery. J Am Med Ass 238: 1259 (1977).
4. Benesch L, Neuhaus KL, Rivas-Martin J, Loogen F: Clinical results and return to work after coronary heart surgery. In: Roskamm H, Schmuziger M (Hrsg.) Coronary heart surgery rehabilitation measure. p 379. Springer, Berlin, Heidelberg, New York (1979).
5. Bink B, Bonjer FH, Van der Sluijs H: Het physiek arbeidsvermogen van de mens. T Eff Doc 31: 526 (1961).
6. Blümchen G, Scharf-Bornhofen E, Brandt D, Van den Bergh D, Birck G: Clinical results and social implications in patients after coronary bypass surgery. In: Roskamm H, Schmuziger M (Hrsg.) Coronary heart surgery rehabilitation measure. S. 370. Springer, Berlin, Heidelberg, New York (1979).
6a Blümchen G, Fentrop Th, Grodzinski E, Bierck G, van den Bergh C, Chen T: Soziales Schicksal bei Aneurysmapatienten. Herbsttagung Dtsch. Ges. f. Herz-Kreislaufforschg (Autoreferat) 1983.
7. Bonjer FH: Actual energy expenditure in relation to the physical working capacity. Ergonomics 5: 29 (1962).
8. Bonjer FH: Physical working capacity and energy expenditure. In: Denolin H et al. (Hrsg.) Ergometry in cardiology Proc Symp organ by the European Soc Cardiology, Freiburg (1967).
9. Bonjer FH: Relationswhip between working time, physical working capacity and allowable caloric expenditure, Bd. 22, Schriftenreihe Arbeitsmedizin, Sozialmedizin, Arbeitshygiene, Muskelarbeit und Muskeltraining. Gentner, Stuttgart.
10. Brown JR, Crowden GP: Energy expenditure ranges and muscular work grades. Brit J Industr Med 20: 277 (1963).
11. Clausen J, Trapp-Jensen P, Lassen H: The effect of training on the heartrate during arm and leg exercise. Scand J Clin Lap invest 26: 295 (1970).
12. David P: Contributing factors preventing return to work of cardiac surgery patients. In: Roskamm H, Schmuziger M (Hrsg.) Coronary heart surgery rehabilitation measure, p 370, Springer, Berlin, Heidelberg, New York (1979).
13. Döring H, Loddenkemper R: Statistische Untersuchungen über den Herzinfarkt. Z Kreisl Forsch 51: 401 (1962).
13a Donat K, Weiß B, Ziegler WJ: Schicksal nach Herzinfarkt in der Großstadt. Herbsttagung Dtsch Ges f Herzkreislaufforschg (Autoreferat) 1983.
14. Droese W, Kowrani IE, Kraut H, Wildemann L: Energetische Untersuchung der Hausfrauenarbeit. Arbeitsphysiol 14: 63 (1949).
15. Falger P, Appels H: Advanc Cardiol 29 (1981).
16. Ford AB, Hellerstein HK: Work and heart disease I, physiolog. study in the factory. Circulation 23: 823 (1958).
17. Ford AB, Hellerstein HK: Physiolog study in a steelmill. Circulation 20: 537 (1959).
18. Frick MH, Harjola PT, Valle M: Long-term effect of coronary bypass surgery on exercise tolerance, a two-year randomized study. In: Roskamm H, Schmuziger M (Hrsg.) Coronary heart surgery rehabilitation measure. Springer, Berlin, Heidelberg, New York, p. 279 (1979).
18a Gehring J, Koenig W, Wrana N, Mathes P: Aktuelle Aspekte der Arbeitswiederaufnahme nach aor-

tokoronarer Bypass-Operation. Erste Ergebnisse der Höhenrieder Studie. Herbsttagung Dtsch Ges f Herz-Kreislaufforschg (Autoreferat) 1983.

18b Gercke W: Zur Frage des Sinnes, der Art und des Umfangs medizinischer ärztlicher Sachverständigentätigkeit in der Sozialmedizin. In: Begutachtung in der Sozialmedizin (W. Gercke Hrsg.) S. 1-22. Stuttgart; Hippokrates (1978)

19. Gleichmann U, Fassbender D: Leistungsfähigkeit und soziale Wiedereingliederung nach der Bypass-Operation. Z d Deutschen Herzstiftung eV 2: 25 (1982).

19a Gleichmann U, Fassbender D, Mannebach H: Soziales Schicksal nach Herzoperationen: Bisherige Entwicklung der Arbeitswiederaufnahme nach Bypass-Operation und Herzklappenersatz. Herbsttagung Dtsch Ges f Herz-Kreislaufforschg (Autoreferat) 1983.

20. Gohlke H, Gohlke C, Stürzenhofecker P, Schnellbacher K, Samek L, Schmuziger M, Roskamm H: Functional improvement after aortocoronary bypass surgery in relation to degree of revascularization. Circulation 60: 236 (Suppl. II) (1979).

21. Gohlke H, Schnellbacher K, Samek L, Stürzenhofecker P, Roskamm H: Long-term improvement of exercise tolerance and vocational rehabilitation after bypass surgery: a five year follow up. J Cardiac Rehab 2, 7: 531 (1982).

22. Greinacher W, Otto R: Die beruflich-soziale Situation nach aorto-koronarer Bypass-Operation. Zbl Arbeitsmed 31, 11: 438 (1981).

23. Halhuber MJ, Lepper K: Zur Wiederaufnahme der Arbeit nach Herzinfarkt. Therapiewoche 23: 2753 (1973).

24. Halhuber MJ: Welche Möglichkeiten und Grenzen hat die Begutachtungsmedizin zu sozialversicherungsmedizinischen Fragen der Leistungsfähigkeit – dargestellt am Beispiel des Herzinfarktkranken. In: Gehrcke W (Hrsg.) Begutachtung in der Sozialmedizin. Hippokrates, Stuttgart (1978).

24a Halhuber MJ, Krasemann EO: Die Beurteilung der Arbeitsfähigkeit nach Herzinfarkt. Herz/Kreisl. 1: 32 (1974).

25. Hall, RJ, Cooley DA, Garcia E, Mattur VS, De Castro jr. CM: Does coronary bypass surgery prolong life expectancy? In: Roskamm H, Schmuziger M (Hrsg.) Coronry heart surgery rehabilitation measure. Springer, Berlin, Heidelberg, New York (1979).

26. Hammermeister KE, De Rolien TA, English MT, Dodge HT: The effect of surgical versus medical therapy on return to work. Am J Cardiol 44: 105 (1979).

27. Hauss F, Stocksmeier U: Sozialdemographische Daten von Herzinfarktpatienten. Münch Med Wschr 32: 1007 (1976).

28. Hettinger TH: Berufsbelastung und Leistungsfähigkeit. Arbeit u. Leistung 6 (1967).

29. Hettinger TH: Angewandte Ergonomie, arbeitsphysiologische und arbeitsmedizinische Probleme in der Betriebspraxis. Bartmann, Frechen (1970).

29a Ischinger T, Meier B, Gruentzig A: Perkutane transluminale Koronarangioplastie. Ergebnisstand nach 5 Jahren klinischer Anwendung. Z Kardiol 72: 53 (Suppl. 2) (1983).

30. Jensen RL, Clayton PD, Liddle HV: Relationship between graft patency, postoperative work status, and symptomatic relief. J Thorac Cardiovasc Surg 83: 503 (1982).

30a Kaufmann FW: Welche Möglichkeiten und Grenzen hat Begutachtungsmedizin zu Fragen der Rehabilitation? In: (W. Gercke Hrsg.) Begutachtung der Sozialmedizin, S. 41–48 Stuttgart; Hippokrates (1978).

30b Kerekjarto von M, EO Krasemann, Maas G: Wie leben Frührentner nach Herzinfarkt? Münch med Wschr 125: 34 (1983).

31. Klingberg-Olsen K: Krankengymnastische Frühbehandlung und Rehabilitation von Herzinfarktpatienten. Z Sjukgymnastik 9: 25 (1967).

31a. Kober G, Scherer D, Maul FD, Hör G, Kaltenbach M: Transluminale Angioplastie – Erfolgsbeurteilung durch invasive und nichtinvasive Methoden. Z Kardiol 72: 15 (Suppl. 2) (1983).

32. Kornitzer M: Type-A and workload in a Belgian prospective study. Unpublished paper zit. n. Siegrist Nr. 54 (1981).

33. Krasemann EO: Herzinfarktrehabilitation. Sozialmedizinische Analysen und Vorstellungen und Vorschläge zur organisatorischen Verbesserung. Perimed, Erlangen (1976).

34. Krasemann EO: Aussagen der Rehabilitationsklinik zur Arbeitsfähigkeit nach Herzinfarkt. Gesundheit – Krankheit – Arbeitsunfähigkeit. Schriftenreihe Arbeitsmedizin, Sozialmedizin, Präventivmedizin, Bd. 64. Gentner, Stuttgart (1977).

35. Kühns K, Cartsburg R, Nazerian J, Suermann T: Lebenserwartung und Arbeitsfähigkeit bei moderner Infarktrehabilitation. Lebensversicherungsmedizin 1: 6 (1979).

36. Lawrie GM, Morris GC, Howell JF, Ogura JW, Spencer WH, Cashion JT: Results of coronary bypass more than 5 years after operation in 434 patients. Am J Cardiol 40: 665–672 (1977).

37. Lehmann G, Müller MA, Spitzer H: Der Kalorienbedarf bei gewerblicher Arbeit. Arbeitsphysiol 14: 166 (1950).

38. Matzdorff F: Aufgaben und Ergebnisse der Frührehabilitation nach Herzinfarkt. In: Schettler G (Hrsg.): Der Herzinfarkt. Schattauer, Stuttgart, S. 540 (1977).

39. Otto R: Berufliche Rehabilitation für Herzkranke. Analyse der beruflichen Rehabilitationsfälle, die von der Bundesanstalt für Arbeit abschließend behandelt wurden. Rehabilitation 20: 133 (1981).

40. Otto R: Zur beruflichen Eingliederung Herzkranker. Untersuchung des Eingliederungserfolges von 319 Patienten im erwerbsfähigen Alter anhand Rücklaufmeldungen der Bundesanstalt für Arbeit. Öffentliches Gesundheitswesen 10: 475 (1981).

41. Otto R: Neue Wege zur beruflich-sozialen Rehabilitation von Herzkranken. Krankendienst 54: 121 (1981).

42. Passmore R, Doernin HVGA: Human energy expenditure. Physiol Ev 35: 801 (1945).

43. Radtke HJ, Hahn C, Roskamm H, Schmuziger M: Myocardial revascularisation in patients under 40 years of age. In: Roskamm H (Hrsg.): Myocardial infarction at young age. Springer, Berlin, Heidelberg, New York, S. 202–207 (1981).

43a. Rauschelbach HH, J Pohlmann: Anhaltspunkte für die ärztliche Begutachtung Behinderter nach dem Schwerbehindertengesetz. Bundesministerium für Arbeit und Sozialordnung. Bonn: Köllen 1977.

44. Rimm AA, Barboriak JJ, Anderson AJ, Simon JS: Changes in occupation after aortocoronary vein bypass operation. J Am Med Ass 236: 361 (1976).

45. Rohmert W, Hettinger TH: Arbeitsgestaltung und Muskelermüdung. Beuth, Berlin (1963).

46. Rose G, Marmot J: Social class and coronary heart disease. Brit Heart J 45: 13 (1981).

47. Roskamm H, Weidemann H, Reindell H: Die kardiale Belastung des Gesunden und des Herzkranken während des 8-Stunden-Arbeitstages und im Sport. Kongressbericht 16. Weltkongress für Sportmedizin, Hannover, S. 51 (1966).

48. Roskamm H, Samek L, Zweigle K, Stürzenhofecker P, Petersen J, Rentrop P, Prokopp J: Die Beziehungen zwischen den Befunden der Koronarangiographie und des Belastungs-EKG bei Patienten ohne transmuralen Herzinfarkt. Z Kardiol 66: 273 (1977).

48a. Roskamm H, Reindell H: Herzkrankheiten. Springer, Berlin, Heidelberg, New York (1982)

49. Samek L, Kirst B, Roskamm H: Herzrhythmusstörungen nach Herzinfarkt. Herz-Kreisl 9: 641 (1977).

50. Samek L, Haakshorst W, Müller F, Gohlke C, Gohlke H, Roskamm H: Berufliche Wiedereingliederung bei jugendlichen Infarktpatienten in Abhängigkeit vom Schweregrad der koronaren Herzerkrankung und der linksventrikulären Dysfunktion. Z Kardol 69: 220 (1980).

51. Samek L, Spindler M, Müller F, Betz P, Schnellbacher K, Roskamm H: Occupational situation in postinfarction patients under age 40. In: Roskamm H (Hrsg.): Myocardial infarction at young age. Springer, Berlin, Heidelberg, New York (1981).

51a Samek L, Betz P, Roskamm H: Welche Faktoren beeinflussen die Wiederaufnahme der Arbeit nach Herzinfarkt? Herbstagung Dtsch Ges f Herz-Kreislaufforschg (Autoreferat). Z Kardiol (i. Druck)

52. Sibley JC: The post hospital treatment of the patient with cardiac infarction. Appl 4: 300 (1965).

53. Siegrist J, Dittmann K, Rittner K, Weber J: Soziale Belastungen und Herzinfarkt. Eine medizinsoziologische Fall-Kontroll-Studie. Enke, Stuttgart (1980).

54. Siegrist J: Gibt es ein psychosoziales Risikoprofil für die koronare Herzkrankheit? Med Klin 77, 23: 672 (1982).

55. Siegrist J, Dittmann K, Weidemann H: The role of psychosocial risks in patients with early myocardial infarction. Activ nerv sup 1, 14: 24 (Praha) (1982).

56. Sluijs van der H, Dirken MH: Dagelijks Energieverbruik van de nederlandse Industriearbeider. Nederlands Institut voor präventieve Geneeskunde. TNO Wolters-Noordhoff N.V. Groningen (1970).

57. Schnellbacher K, Samek L, Heidecker K, Roskamm H: Die Belastbarkeit und Arbeitsfähigkeit bei Patienten nach aortokoronarer Bypass-Operation. Med Sachverständige 9 (1979).

58. Stein G, Krasemann EO: Prospektive Untersuchungen zur Dauer der Arbeitsunfähigkeit nach Herzinfarkt. Herz-Kreislauf 11: 526 (1981).

58a Stein G: Definition des minderbelastbaren Patienten. In: (K. Donat Hrsg.) Probleme um den Herzinfarkt. Witzstrock, Baden-Baden, Köln, New York (1982).

59 Steinrücken H: Die Arbeitsfähigkeit nach aorto-koronarer Bypass-Operation. Dissertation, Freiburg (1983).

59a Stürzenhofecker P, Petersen J, Betz P, Schnellbacher K, Roskamm H: Koronarangioplastie versus Bypassoperation bei koronarer Eingefäßerkrankung. Vergleich von funktionellem Resultat und beruflicher Wiedereingliederung. Z Kardiol 72: 54 (Suppl. 2) (1983).

60. Weidemann H, Nöcker J: Herzinfarkte in der Bevölkerung einer Industrie-Großstadt. Studie über Häufigkeit, Alters- und Geschlechtsverteilung und Soziologie. Münch Med Wschr 46: 2297 (1965).

61. Weidemann H, Kluxen M, Roskamm H, Reindell H, Nöcker J: Herzfrequenz am Arbeitsplatz und Leistungsfähigkeit bei Herzinfarktpatienten und Normalpersonen. Med Klin 17: 828 (1970).

62. Weidemann H: Die Herzfrequenz des chronisch kranken Herzens unter den Bedingungen des täglichen Lebens. In: Das chronisch kranke Herz. Schattauer, Stuttgart, New York, S. 533 (1973).

63. Weidemann H, Attar H, Sauerbier J, Biesterfeld H: Zur Berücksichtigung des Ischämie-Faktors während der Rehabilitation des Herzinfarktpatienten. Herz-Kreisl 9: 629 (1977).

64. Weidemann H: Kann die ergometrisch gemessene Leistungsfähigkeit noch als das entscheidende Kriterium zur Beurteilung der Belastbarkeit von Koronarkranken angesehen werden? Zbl Arbeitsmed 29, 2: 43 (1979).

65. Weidemann H: Grundlagen der Rehabilitation von Herzkranken. In: Roskamm H, Reindell H (Hrsg.): Herzkrankheiten, Springer, Berlin, Heidelberg, New York, S. 1500 (1982).

66. Weidemann H, Finberg J: Mehrjährige Verlaufsbeobachtung der medizinischen und beruflichen Rehabilitation bei Frauen im Vergleich zu Männern. Herz-Kreisl 3 (1983).

67. Weidemann H, Attar H, Sauerbier J: Kardiale Belastbarkeit und Trainingsbelastung von Frauen mit koronarer Herzkrankheit, Dtsch Med Wschr 11: 407 (1983).

68. Weinblatt R, Rubman E, Frank CW, Goldberg JD, Shapiro S, Chaudhary BS: Relation of education to certain death after myocardial infarction. New Engl J Med 299: 60 (1978).

69. Weiner DA, McCabe DH, Roth RL, Cutler SS, Berger RL, Ryan TJ: Serial exercise testing after coronary artery bypass surgery. Am Heart J 101: 149 (1981).

70. Weiß B, Donat K, Ziegler WJ: Schicksal nach Herzinfarkt. 1-Jahresergebnisse der Hamburger Infarkt-Nachsorge-Studie. Herz+Gefäße 2: 46 (1982).

71. Weiß B, Donat K, Ziegler WJ: Langzeitbeobachtung nach Herzinfarkt. I. Beschreibung und bisheriger Verlauf der Infarkt-Nachsorge-Studie INS. Herz-Kreisl 8: 438 (1982).

72. Wenzler H: Persönliche Mitteilung (1983).

73. Wille G: Grenzen und Möglichkeiten der Rehabilitation bei Patienten mit ischämischen Herzkrankheiten aus der Sicht eines Rentenversicherungsträgers. Verhandlungsbericht d. Jahrestagung der Deutschen Arbeitsgemeinschaft für kardiologische Prävention und Rehabilitation eV (1983).

74. Wolkow WS, Caus MC: Eine Erfahrung in der Behandlung von Herzinfarktpatienten in einem außerhalb der Stadt gelegenen kardiologischen Institut. 8. Gesundheitswesen der russischden Föderation (1968).

Ein Standardwerk für Ärzte aller Disziplinen

E. Fritze, Bochum (Hrsg.)

Die ärztliche Begutachtung

Rechtsfragen, Funktionsprüfungen, Beurteilungen, Beispiele

1982. 600 Seiten. 40 Abb. 100 Tab.
Gebunden DM 165,–
ISBN 3-7985-0600-0

Inhaltsübersicht: Einleitung – Sozialversicherungsrechtliche Grundlagen der ärztlichen Begutachtung – Pathophysiologische Grundlagen der ärztlichen Begutachtung – Probleme der ärztlichen Begutachtung aus der Inneren Medizin – aus der Neurologie – aus der Psychiatrie – aus der Chirurgie – aus der Dermatologie – aus der HNO-Heilkunde – aus der Radiologie – Schädigung durch physikalische Einflüsse – Begutachtung in der Versicherungsmedizin aus der Sicht des Pathologen.

Das vorliegende Buch gibt zu allen Fragen und Problemen der Sozialmedizin und der Begutachtung Auskunft. Die rechtlichen Grundlagen in allen Bereichen der Sozialversicherung sind ebenso behandelt wie die formalen Grundlagen ärztlicher Begutachtung; Listen der Berufskrankheiten, der gefährdeten beruflichen Tätigkeiten, Mustergutachten und eine detaillierte Übersicht zur Beurteilung der Minderung der Erwerbsfähigkeit (MdE) ergänzen den ausführlichen medizinischen Teil, der nahezu alle Fachgebiete umfaßt.

Dr. Dietrich Steinkopff Verlag
Saalbaustraße 12, 6100 Darmstadt